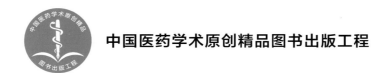

中国医药学术原创精品图书出版工程

咬合重建病例集
——短面型病例

主编 刘 洋

编者（以姓氏拼音为序）

蒋 礼 （四川口腔医院） 王 军 （四川大学华西口腔医院）

兰婷婷 （四川大学华西口腔医院） 王 鑫 （大连市友谊医院）

刘 洋 （四川大学华西口腔医院） 夏应锋 （山东大学第二医院）

吕 涛 （山东大学口腔医院） 熊 鑫 （四川大学华西口腔医院）

满 毅 （四川大学华西口腔医院） 殷晓丽 （四川大学华西口腔医院）

孟玉坤 （四川大学华西口腔医院）

人民卫生出版社

·北 京·

前　言

咬合重建，不仅要恢复牙的形态，更要恢复其功能；不仅是重建牙列，更是重建咬合与口颌系统的和谐状态。每一个步骤环环紧扣，每一个细小"瑕疵"均有可能引发后续各种问题，例如，修复体反复破坏、咬合不适、颞下颌关节和咀嚼肌的疼痛等。正因为有这样精密、繁复和高风险的特点，所以很多医生对咬合重建敬而远之，但同时也吸引着很多医生不断挑战。

之所以需要重建咬合，多是因为天然牙发生了广泛而严重的磨损。探究磨损原因，不同的颌面部解剖形态会形成不同的下颌运动模式，导致不同类型的牙列磨损。治疗要针对每位患者的解剖和运动特点来设计方案。简言之："脸"长得什么样，牙就会磨成什么样，治疗方案就得设计成对应的样子；若对应错了，失败也就注定了。"脸"的解剖特点大致分为三类，即短面型、长面型和介于两者之间的均面型。不同病例，其治疗计划迥异。将咬合重建病例按不同面型分类归纳整理，就有了两册病例集：短面型病例为一册，均面型与长面型病例合为一册。

本册收录短面型病例，临床最多见的是前牙磨损。这类病例具有共同的临床特征，可以详细说明治疗方法的共性；每个病例又针对患者各自的特点做了相应的调整，各有侧重。分析这些规律和变化，可以把治疗的来龙去脉阐述得比较透彻。本册没有刻意选择特别"美"的病例，而是选择了治疗过程比较"细"、观察时间比较"久"的病例，目的是把每一步的治疗决策讲明白，解释清楚"这一步要这么做的依据是什么"。

临床上完成一个咬合重建病例需要 3~6 个月,需要医技护的通力合作,还需要患者的高度配合,故收集归纳好这类病例的难度和工作强度更大。写成本册凝聚了很多人的努力,各位编者都倾注了大量的心血,在此对他们表示衷心的感谢。还要特别感谢秦丹青医生在收集、整理资料时付出的努力,感谢秦玉婷医生在校对稿件时给予我的帮助。书中呈现的病例和观点难免有欠周之处,欢迎各位读者提出宝贵建议。

2022 年 10 月 29 日

目　录

第一章 绪 论

咬合重建历时长、步骤多且难度大，但效果却往往不理想。从诊断到治疗计划，再到临床实施，任何一个环节的差错均可能导致失败。临床常见的"嚼不烂"就是一种失败情况，其原因是牙尖高度和斜度恢复不当，导致咀嚼纤维性食物的能力下降；但这样的失败情况，多被"义齿不是真牙，不好用是应该的"这样的习惯性认知错误掩盖了。一些咬合重建或广泛修复的病例，在完成后出现修复体破裂、松动和/或脱落等情况，常被认为是患者咬合力过大所致，医师经常试图通过更换成"硬"的材料来解决问题，有时会引发更严重的后果。有些患者会出现明显的口颌系统功能障碍，表现出颞下颌关节弹响、疼痛及张口受限等临床症状，甚至有些患者会有耳朵进水、头皮发热、视力下降等奇怪的主观感受；这些症状常因与口腔操作看似不相关，而被误认为是患者不适应或过于敏感焦虑所致。类似问题层出不穷，失败病例远比成功多见。咬合重建难，已是共识，即使对于相当有经验的医师而言，也是极大的挑战。

从口颌系统的功能角度审视失败病例，往往能发现治疗计划的错误。不少病例的治疗设计脱离了口颌系统功能的考量，只关注恢复牙列的形态，自然难有好的效果。严格来讲，这样的咬合重建不过是制作了28颗不良修复体而已。虽然恢复牙列的形态和美观很重要，但这只是咬合重建的基础要求；此外，还必须恢复咬合与口颌系统的和谐功能状态，而要达到这个目标，则需要妥善处理对结果有重要影响的关键问题。

一、磨损

在咬合重建的适应证里，牙列磨损（常被称为"重度磨耗"）最为常见，但关于其病因，现有的理论还不足以有效指导治疗。目前一般认为牙与硬物摩擦或者受到酸性物质的侵蚀会导致过度磨损，该理论或许可以解释牙列均匀磨损（图 1-1-1），却难以合理解释临床更常见的不均匀磨损，如牙列前段磨损，或者牙列后段磨损（图 1-1-2）。

牙列磨损的分布受上、下颌骨的解剖形态和运动方式影响，常表现为以下几种情况：

（1）均面型的人：上、下颌骨的形态协调（图 1-1-3），𬌗平面斜度与下颌支长度协调（详见《咬合功能分析——临床实用技术图解》一书）。这样有利于建立理想的相互保护状态（图 1-1-4），使口颌系统健康、高效，不容易发生严重的磨损。

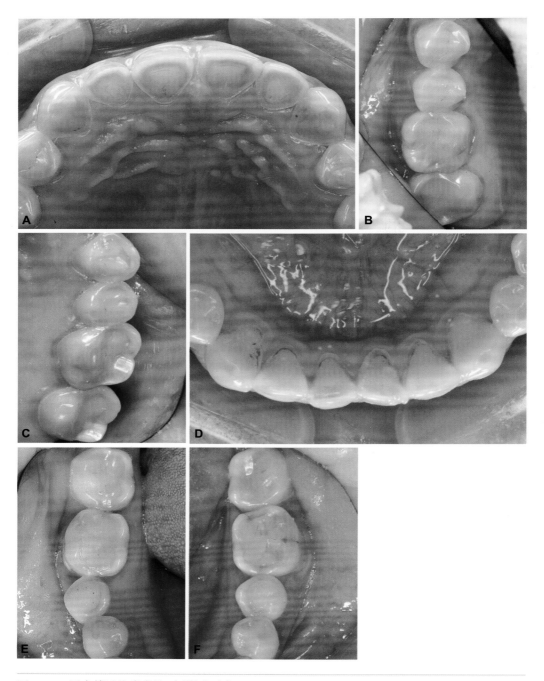

图 1-1-1 胃食管反流患者的牙列均匀磨损

A. 上颌前牙区　B. 右侧上颌后牙区　C. 左侧上颌后牙区　D. 下颌前牙区　E. 右侧下颌后牙区　F. 左侧下颌后牙区

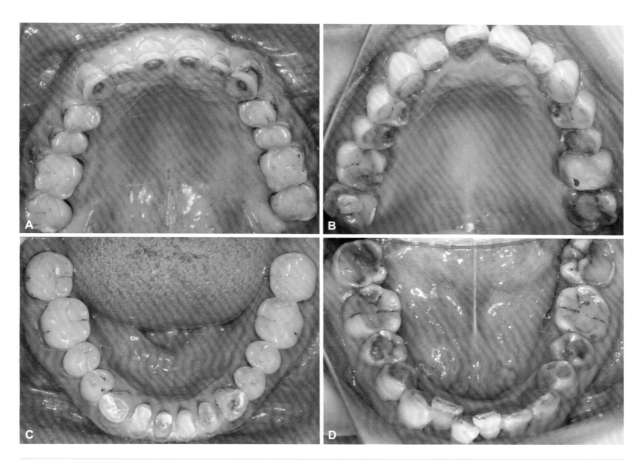

图 1-1-2　牙列不均匀磨损

A. 上颌牙列前段磨损　B. 上颌牙列后段磨损　C. 下颌牙列前段磨损　D. 下颌牙列后段磨损

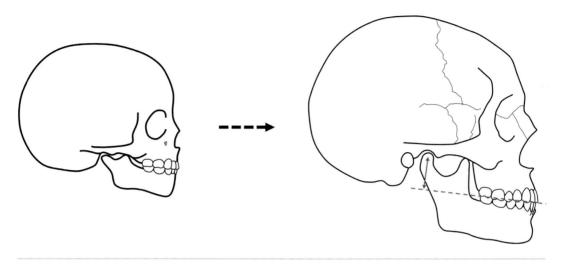

图 1-1-3　均面型

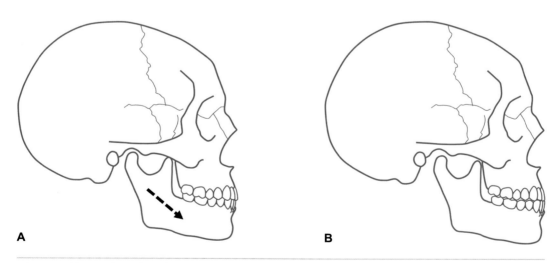

A　　　　　　　　　　　　　　　　　　　　　**B**

图 1-1-4　均面型的人,容易建立理想的尖牙保护𬌗
A.从牙尖交错位开始运动　B.运动过程中前牙接触,后牙适当分离

（2）长面型的人：下颌小（图1-1-5），殆平面斜度大，下颌支相对殆平面的高度小。这样的解剖结构导致下颌运动时后牙容易发生咬合干扰，出现明显的磨损（图1-1-6）。

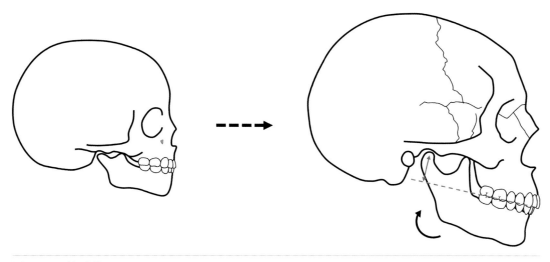

图1-1-5　长面型

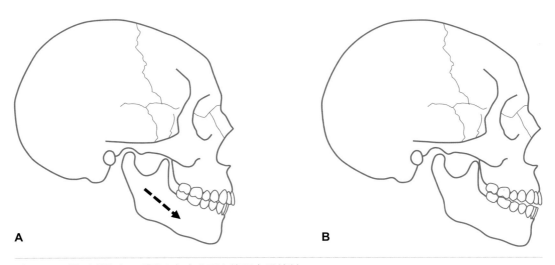

A　　　　　　　　　　　　　　　　　　　　　**B**

图1-1-6　长面型的人，下颌运动时后牙比前牙容易接触
A. 从牙尖交错位开始运动　B. 运动过程中前牙不接触，后牙易干扰

（3）短面型的人：下颌大（图1-1-7），殆平面斜度小，下颌支相对殆平面的高度大。这样的解剖结构导致下颌运动时后牙容易过度分离，负荷集中在前牙，发生牙弓前段磨损（图1-1-8）。

（4）内倾型深覆殆的人（多为短面型）：其上颌前牙会限制下颌的前伸和侧方运动，导致后旋的张、闭口运动（图1-1-9）；使上颌前牙的舌面与下颌前牙的唇面长期摩擦，后牙殆面长期受到垂直向的撞击，形成特殊的磨损型。即上颌前牙舌面与下颌前牙唇面磨损成斜面，后牙殆面因长期撞击出现凹坑状，甚至纵折，继而被拔除，造成牙列缺损（图1-1-10）。

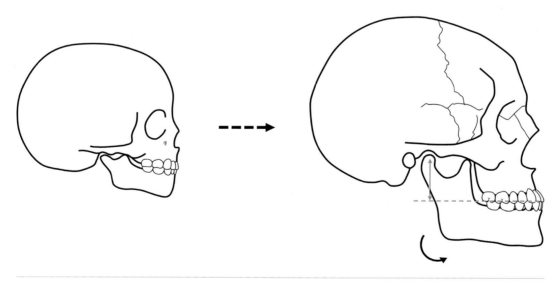

图 1-1-7 短面型

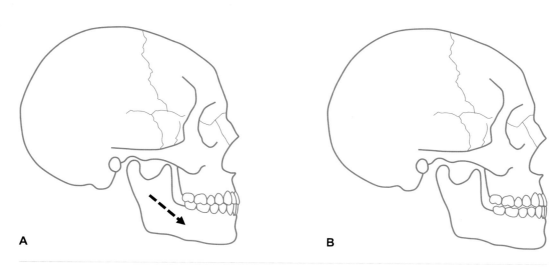

图 1-1-8　短面型的人，下颌运动时后牙容易分离过度
A. 从牙尖交错位开始运动　B. 运动过程中前牙接触，后牙过度分离

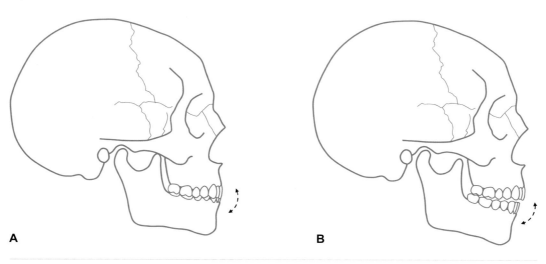

图 1-1-9　内倾型深覆𬌗的人，只做特殊的张、闭口运动
A. 从牙尖交错位开始运动　B. 运动过程中下颌后旋躲避前牙撞击

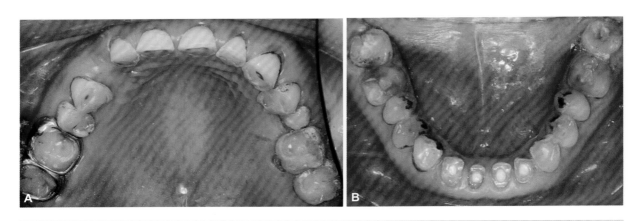

图 1-1-10　内倾型深覆𬌗特征性的磨损方式
A. 上颌前牙舌面磨损,后牙咬合面凹坑状缺损　B. 下颌前牙唇面磨损,后牙咬合面凹坑状缺损

综上,不同的解剖结构决定不同的下颌运动方式,导致上、下颌牙接触的方式不同,对应发生磨损的部位也不同。治疗时需要分析磨损发生的原因,针对个体的解剖和功能特点去设计治疗计划;消除磨损的病因,重建咬合与口颌系统的和谐状态。

二、建𬌗的颌位

建𬌗需要选定一个颌位(下文称为治疗颌位,记作 TP),理想的治疗颌位是咬合重建成功的关键。一般认为应该在正中关系基础上建立咬合,而正中关系又恰好是一个有争议的概念,它有过很多种内涵和定义(图 1-2-1)。目前,临床使用频率较高的正中关系理论就有 7 种且相互不兼容。遗憾的是,没有哪一个理论体系能完美解决所有临床问题。

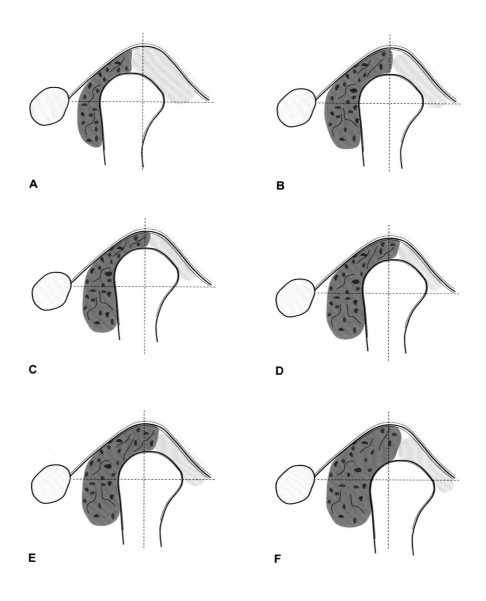

图 1-2-1　不同的正中关系定义，对应不同的髁突位置

A. McCollum 提出的正中关系定义　B. 正中颌位（centric position，CR）　C. Roth、Slavicek 和 Dawson 提出的正中关系定义　D. Ricketts 提出的正中关系定义　E. 生理性正中关系（physiologic centric）　F. Gelb 提出的正中关系定义

实际临床治疗的目标是建立适宜的咬合,达到良好的生理功能,并且保持口颌系统长期健康。因此,无论选择使用哪一种正中关系,选择在哪个颌位建𬌗,均需要去验证其是否实现了上述目标。换言之,正中关系在哪里不重要,在哪个颌位建𬌗也不重要,而重建的咬合是否能达到舒适、功能良好和长期健康的目标非常重要。为达到该目标,可以首先记录一个颌位作为分析设计的起点。笔者临床使用改良参考位(modified reference position,记作 MRP),首先使咀嚼肌去程序化,然后嘱患者在直立、放松的状态下自然闭口,记录闭口末但牙尚未接触时的颌位,作为 MRP 使用。以此为基础,按患者的解剖和功能特点来设计治疗颌位(TP_1),制作过渡性修复体(或咬合板)恢复稳定的咬合接触。试戴一段时间后评估口颌系统的功能和健康,评判 TP_1 是否能实现临床目标。如能,进行下一步治疗;如不能,则依据评估的结果对 TP_1 进行修改,形成新的治疗颌位(TP_2)再次制作过渡性修复体,试戴、评估,直到达到临床目标(图 1-2-2)。

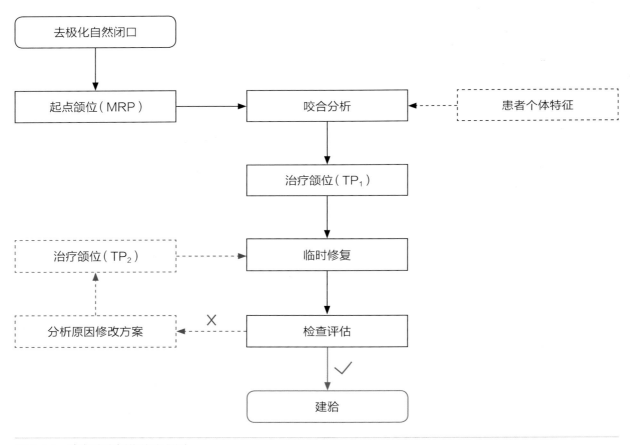

图 1-2-2　确定治疗颌位的流程图

例如,医师给一位前牙重度磨损患者确定治疗颌位(TP₁)并制作了过渡性修复体(图 1-2-3)。戴用 3 个月后,检查发现患者无明显自觉症状,但双侧颞下颌关节的盘髁关系不佳,运动时关节有杂音(图 1-2-4)。这些检查结果提示需要以 TP₁ 为参考起点,将双侧髁突向前、下调整,形成新的治疗颌位(TP₂);再次戴用过渡性修复体后发现双侧盘髁关系恢复正常,关节杂音消失。第二次检查结果证明 TP₂ 能达到功能良好和长期健康的目标,可以在该颌位上建𬌗(图 1-2-5)。

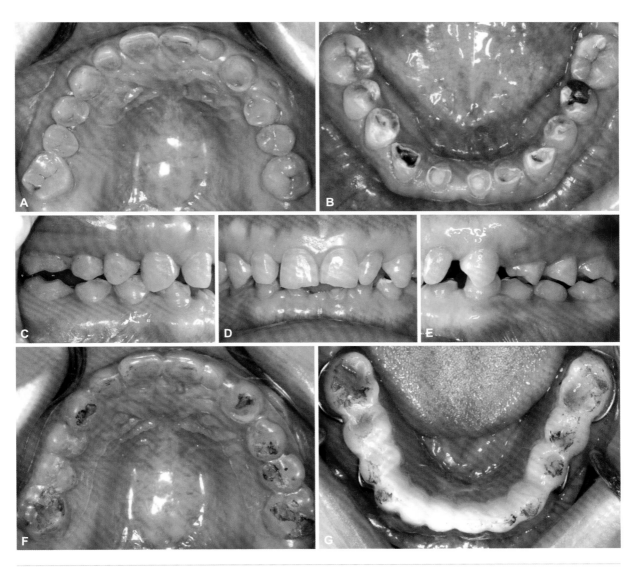

图 1-2-3　前牙重度磨损患者戴用过渡性修复体
A. 上颌治疗前口内像　B. 下颌治疗前口内像　C. 右侧后牙区治疗前口内像　D. 前牙区治疗前口内像　E. 左侧后牙区治疗前口内像
F. 上颌戴咬合板后口内像　G. 下颌戴咬合板后口内像

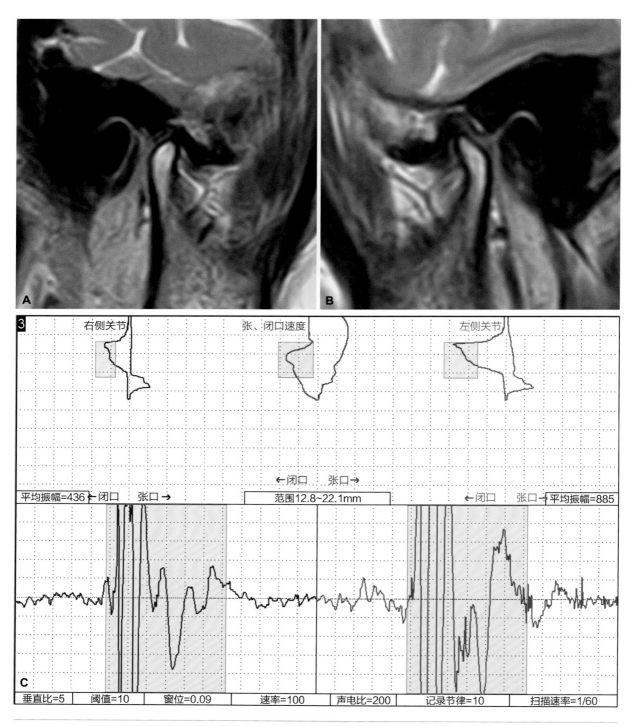

图 1-2-4　双侧颞下颌关节的盘髁关系欠佳,运动有杂音

A. 磁共振检查示右侧颞下颌关节盘略前移　B. 磁共振检查示左侧颞下颌关节盘略前移　C. 双侧颞下颌关节在运动过程中有杂音

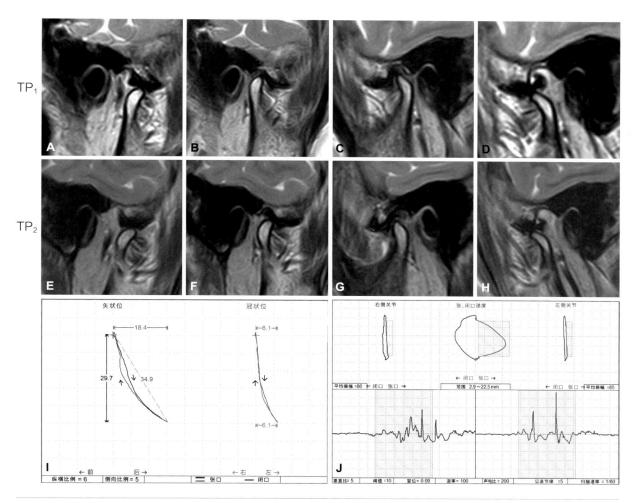

图 1-2-5　对比戴用 TP_1 和 TP_2 过渡性修复体,磁共振检查示戴用 TP_2 过渡性修复体时,双侧颞下颌关节盘髁关系恢复正常

A. TP_1 张口位右侧　B. TP_1 闭口位右侧　C. TP_1 闭口位左侧　D. TP_1 张口位左侧　E. TP_2 张口位右侧　F. TP_2 闭口位右侧　G. TP_2 闭口位左侧　H. TP_2 张口位左侧　I. 下颌运动基本恢复正常　J. 运动过程中双侧关节杂音消失

　　通过"验证—调整—再验证"的临床流程,可实现功能良好和长期健康的治疗目标,从而确定适宜建𬌗的颌位,保证临床效果,避免设计错误。

三、咬合设计

确定治疗颌位后,应依据患者的解剖和运动特点,个性化地设计咬合,使之与口颌系统相协调。

(一)殆平面斜度

殆平面斜度直接影响下颌的运动方式,决定牙列磨损的类型,设计咬合时要特别关注:①殆平面斜度过大的患者容易发生后牙磨损,制订治疗计划时要减小殆平面斜度(图 1-3-1);②殆平面斜度过小的患者容易发生前牙磨损,制订治疗计划时要增大殆平面斜度(图 1-3-2)。

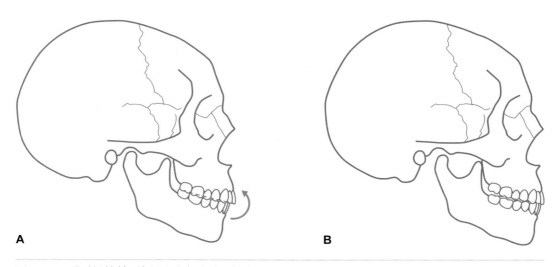

图 1-3-1　逆时针旋转下颌,以减小殆平面斜度
A. 长面型患者殆平面斜度大,需要逆时针旋转下颌　B. 下颌逆时针旋转后,殆平面斜度减小

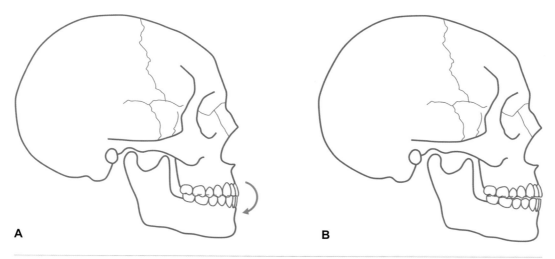

图 1-3-2　顺时针旋转,以下颌增加殆平面斜度
A. 短面型患者殆平面斜度小,需要顺时针旋转下颌　B. 下颌顺时针旋转后,殆平面斜度增大

（二）正中咬合

正中咬合时后牙应均匀稳定地接触，前牙轻接触。后牙可以设计为三点接触或尖卵圆窝接触。三点接触的稳定性优于尖卵圆窝接触，但其设计和制作的难度也远大于尖卵圆窝接触。均面型和短面型患者，咬合的水平向稳定性较好，可以选择尖卵圆窝接触，减小修复体制作的技术难度；而长面型患者，咬合的水平向稳定性差，正中咬合应在前磨牙区设计一对或数对三点接触，增加稳定性（图 1-3-3）。

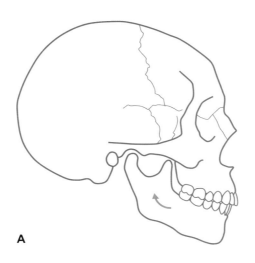

A

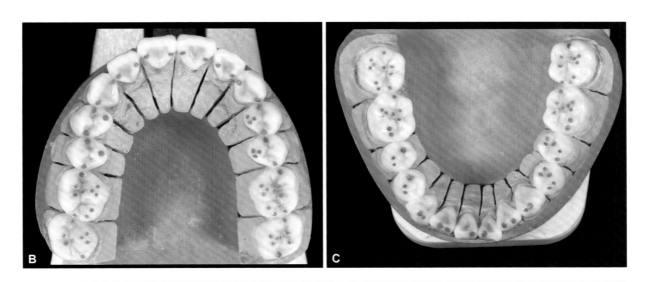

图 1-3-3　𬌗平面斜度大的患者，需使用三点接触的设计

A. 𬌗平面斜度大的患者咬合稳定性差，下颌容易后缩　B. 上颌蜡型的正中咬合设计为三点接触　C. 下颌蜡型的正中咬合设计为三点接触

（三）功能运动

功能运动时后牙应脱离，前牙接触，一般应设计为尖牙保护𬌗（图1-3-4），以利于减小口颌系统的负担（图1-3-5）。但是，长面型患者𬌗平面斜度过大，运动时后牙不容易分离，极限情况下难以有效建立尖牙保护𬌗（图1-3-6），可接受折中设计为组牙功能𬌗（图1-3-7）。

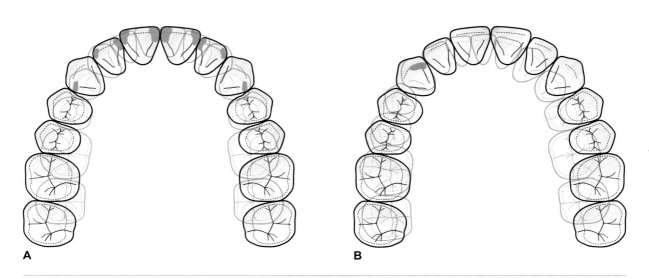

A   B

图1-3-4　尖牙保护𬌗
A. 前伸运动时，前牙均匀接触，后牙不接触　B. 侧方运动时，工作侧尖牙接触，其余牙不接触

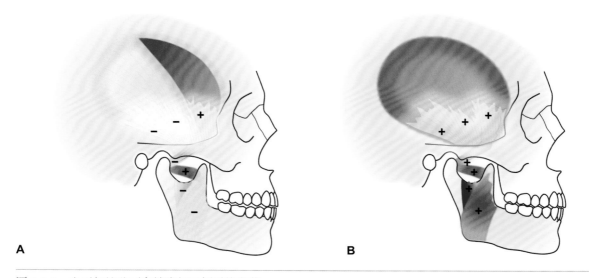

A   B

图1-3-5　尖牙保护𬌗可有效降低口颌系统负荷
A. 设计尖牙保护𬌗，口颌系统的功能负荷低　B. 设计组牙功能𬌗，口颌系统的功能负荷高

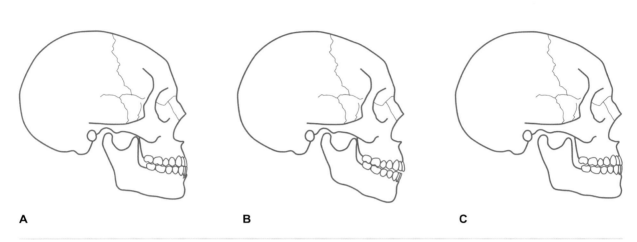

图 1-3-6　长面型患者不容易建立尖牙保护𬌗

A. 均面型的人后牙分离适当　　B. 长面型的人后牙分离困难　　C. 短面型的人后牙分离过度

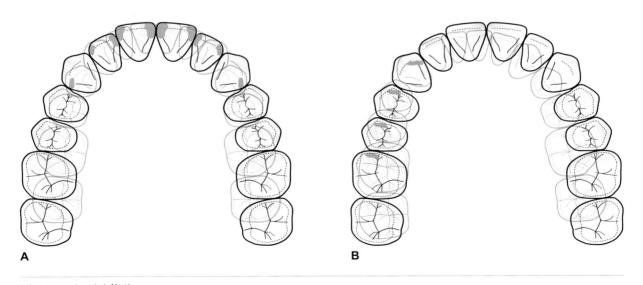

图 1-3-7　组牙功能𬌗

A. 前伸运动时,前牙均匀接触,后牙不接触　　B. 侧方运动时,工作侧尖牙和后牙均匀接触,非工作侧牙不接触

四、诊疗过程中的质量控制和口颌系统生理状态的评价手段

咬合重建的治疗流程涉及多个环节,每个环节都是下一个环节的基础,即使一个细小的失误,其偏差都将会随治疗流程被传递放大,最后导致严重错误。因此,每一个环节的质量控制都很重要。

在信息采集阶段,需要完整采集患者的临床信息,并严格控制质量,确保其准确有效。特别要警惕那些因细节失误而造成的偏差,如:①初诊时,需要患者在咬住牙的状态下(牙尖交错位)进行CT扫描。常有患者因为紧张或其他原因忘记咬牙,而导致信息不准确(图1-4-1)。②转移咬合关系时,在参数未调零的状态下上𬌗架,会导致后续治疗过程出现设计错误(图1-4-2)。③治疗颌位(TP)的确定涉及反复的"设计—验证—修正";有些情况复杂的患者可能会经历多次验证和调整治疗颌位,故需要详细做好每一次参数记录,否则极易混淆(图1-4-3)。

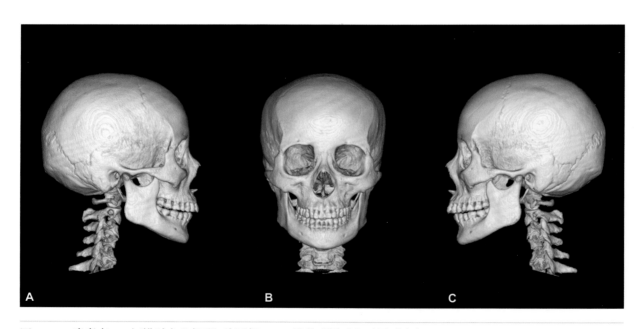

图1-4-1 患者在CT扫描时未"咬牙",头面部CT三维重建图示上下颌牙分离
A.右侧面　B.正面　C.左侧面

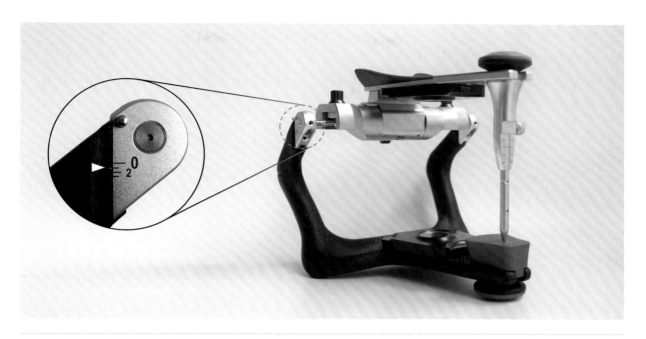

图 1-4-2 　𬌗架未调零，临床操作时很易被忽视

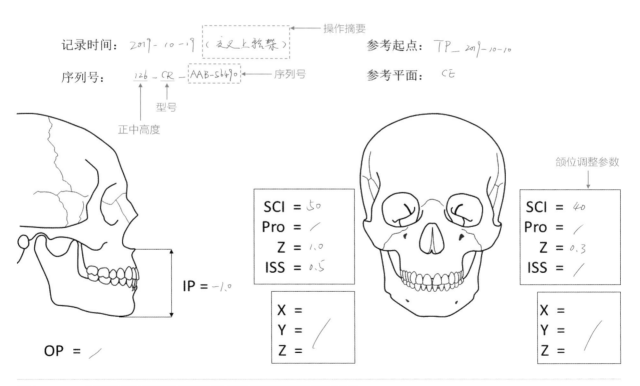

图 1-4-3 　一个涉及多次调整治疗颌位的复杂病例所使用的记录表
SCI：前伸髁导斜度；Pro：前伸量；ISS：迅即侧移；IP：切导针；OP：𬌗平面斜度

戴用过渡性修复体（或咬合板）后，需要对口颌系统的生理和功能状态进行系统评估。除常规的临床检查外，还需要通过影像学检查了解口颌系统的结构变化，用运动分析、音频分析以及电生理分析等手段对口颌系统功能进行综合评价（图1-4-4）。当且仅当这些临床证据证实了现有治疗计划能使口颌系统达到功能良好和长期健康的治疗目标后，才能实施下一步不可逆的操作。

口颌面部有无疼痛：　　□无　　　□有（若有，请填下表）

请标注疼痛位置：					
发生时相：	□咀嚼时	□说话时		□紧咬时	□张口时
发生频率：					
每次持续时间：					

	左	右		左	右
咬肌浅层	-	-	翼外肌下头	-	-
咬肌深层	-	-	颏舌骨肌/二腹肌前腹	-	-
颞肌前份	-	-	舌骨上肌群	-	-
颞肌中份	-	-	关节囊外侧	+/-	+/-
颞肌后份	-	-	关节盘后区	-	-
翼内肌	-	-	颞下颌韧带	+/-	+/-

自由开口度	开口有无偏斜	被动开口度	前伸运动度	左侧方运动度	右侧方运动度
3 指	无	N/A	不受限	不受限	不受限

颞下颌关节有无杂音：　　□无　　　□有（若有，请填下表）

发生时相：	□开口初期	□开口末期	□闭口初期	□闭口末期
弹响性质：	□摩擦音（低沉细碎）		□弹响（清脆干净）	
加压试验：	□弹响消失	□弹响变大	□弹响消失伴张口偏斜	

A

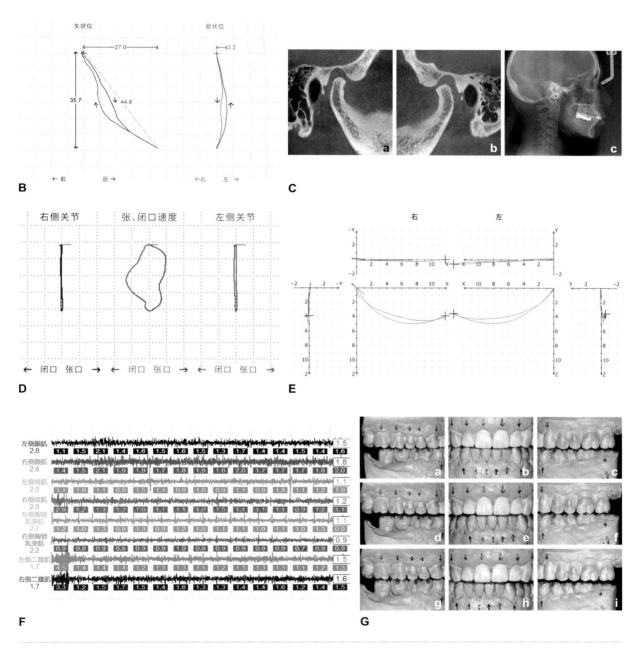

图 1-4-4　临床评估口颌系统健康和功能的手段

A. 常规临床检查　B. 下颌切牙点运动描记分析　C. 影像学检查　a. 右侧颞下颌关节 CT；b. 左侧颞下颌关节 CT；c. X 线头影测量侧位片　D. 关节音记录分析　E. 髁突运动描记分析　F. 咀嚼肌电生理分析　G. 用诊断蜡型表达治疗设计　a. 右侧后牙的前伸运动；b. 前牙的前伸运动；c. 左侧后牙的前伸运动；d. 右侧后牙的左侧方运动；e. 前牙的左侧方运动；f. 左侧后牙的左侧方运动；g. 右侧后牙的右侧方运动；h. 前牙的右侧方运动；i. 左侧后牙的右侧方运动

五、数字化技术在咬合重建中的应用

数字化技术的引入可提升设计和制作的精准度,降低劳动强度。数字化模型可以任意翻转、重叠、切开,能提供传统流程无法获取的重要信息,帮助精准设计治疗计划。例如,将诊断蜡型和原始模型进行重叠,再从横截面进行测量分析,可以辅助修复方案设计(图 1-5-1)。数字化模型可设置为理想刚体,可以消除传统工艺流程中材料弹性变形的影响,利于准确地传递颌位信息(图 1-5-2);可以在提高精确度的同时,简化操作流程,缩短临床操作时间,减少患者损伤。但是,数字化技术并不能代替医师决策。每位患者的情况都不同,其治疗方案也理当个性化,医师需要整合临床信息,对病情作出准确判断,并制订出正确的治疗方案。目前,这仍是任何数字化技术均不能代劳的核心步骤。

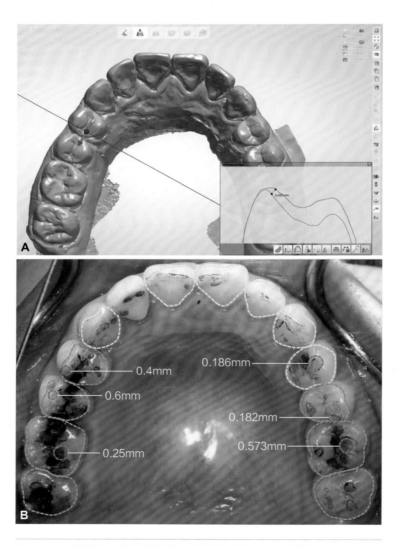

图 1-5-1　数字化技术提供的信息可以辅助治疗方案的设计
A. 重叠蜡型和基牙模型,从横截面测量修复空间　B. 根据测量结果决定每一颗牙的修复方式

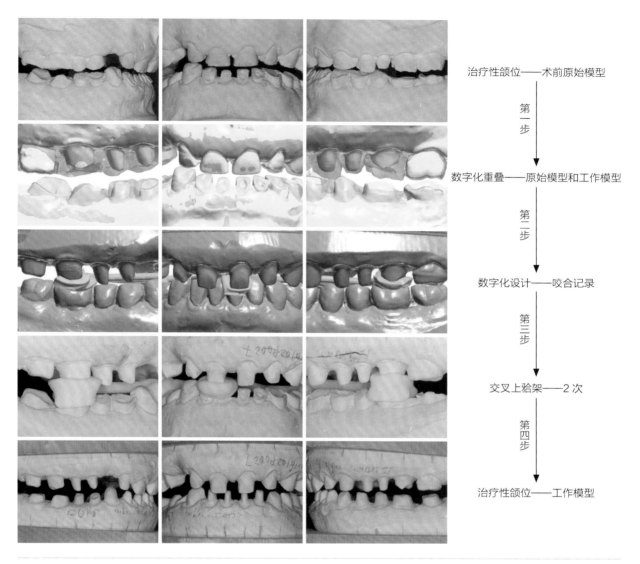

治疗性颌位——术前原始模型

第一步

数字化重叠——原始模型和工作模型

第二步

数字化设计——咬合记录

第三步

交叉上𬌗架——2次

第四步

治疗性颌位——工作模型

图 1-5-2　数字化交叉上𬌗架的流程图

综上,咬合重建虽难,但并非无章法可循。从诊断到治疗,每一个环节的决策做到有理有据,加上准确的临床操作,能最大程度保证良好的治疗结果。

（刘　洋）

第二章 临床病例

咬合重建步骤多,涉及的基础知识多且广,治疗方式多样。本章收录了一批有一定共性,但又各不相同的病例,逐一分析其临床治疗过程,阐述其临床决策理由;用实际的临床病例系统说明前述各个重要问题在临床实践中如何落实。

注意:本章病例均使用眶点和髁突中心点连线构建参考平面(眶 - 髁平面),测量结果接近以眶耳平面作参考平面的测量值;在调整治疗颌位(TP)参数时,使用眶 - 髁平面的调整结果更准确。

一、病例一:伴有深覆𬌗的牙弓前段磨损

【病例摘要】

中年女性患者,前牙磨损。针对其短面型的特点设计治疗计划,通过正畸调整𬌗平面,并戴用咬合板调整颌位;在创造修复空间的同时,协调上、下颌骨位置关系,最后进行永久修复。长期随访观察,治疗效果稳定。

【病例简介】

43 岁女性患者,因前牙磨损就诊(图 2-1-1)。

口内检查:前牙重度磨损波及牙髓腔,不敏感,36、46 缺失,35—37、45—47 为固定修复体。18、28、38、48 萌出到位(图 2-1-2)。双侧磨牙关系 I 类,深覆𬌗,功能运动时未见明显咬合干扰(图 2-1-3,图 2-1-4)。

临床检查:口颌系统未见明显异常。

影像学检查:患者颌面部呈短面型,下颌骨相对上颌骨偏大,右侧颞下颌关节间隙略改变(图 2-1-5)。

转移咬合关系上𬌗架:分析发现患者的牙尖交错位相对改良参考位后退(图 2-1-6,图 2-1-7)。

【临床决策与治疗过程】

(一)第一次临床决策

1. 病理生理分析　患者颌面部呈水平生长发育趋势;下颌相对上颌过大,代偿后退形成中性咬合关系。这样的解剖特点合并深覆𬌗的影响,使后牙容易分离过度,前牙容易磨损。

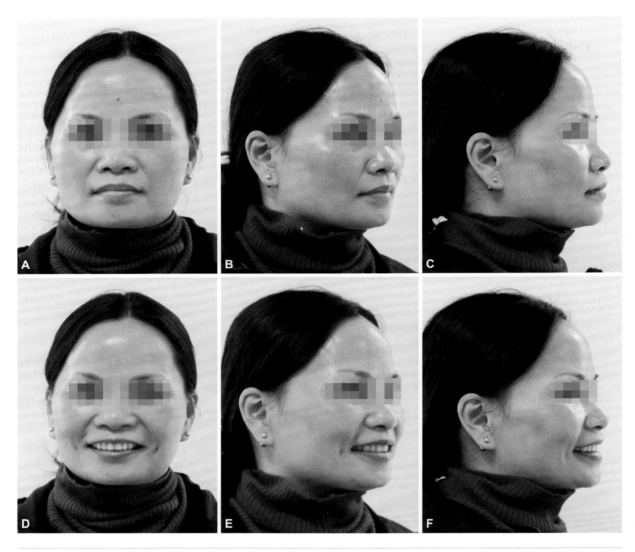

图 2-1-1　初诊时面像
A. 正面像　B. 右侧 45° 面像　C. 右侧面像　D. 正面微笑像　E. 右侧 45° 微笑像　F. 右侧微笑像

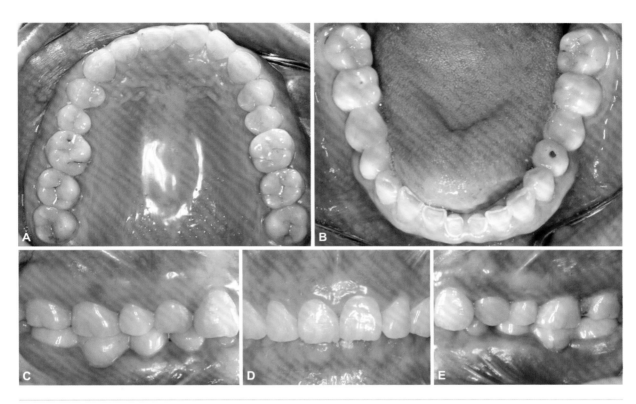

图 2-1-2　术前口内像（牙尖交错位）

A. 上颌牙列咬合面　B. 下颌牙列咬合面　C. 右侧后牙区　D. 前牙区　E. 左侧后牙区

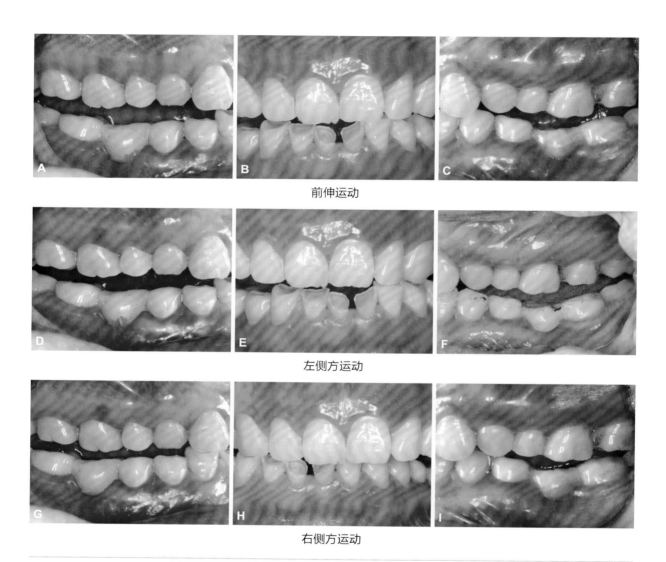

前伸运动

左侧方运动

右侧方运动

图 2-1-3　口内像（功能运动）

A. 右侧后牙区的前伸运动　B. 前牙区的前伸运动　C. 左侧后牙区的前伸运动　D. 右侧后牙区的左侧方运动　E. 前牙区的左侧方运动　F. 左侧后牙区的左侧方运动　G. 右侧后牙区的右侧方运动　H. 前牙区的右侧方运动　I. 左侧后牙区的右侧方运动

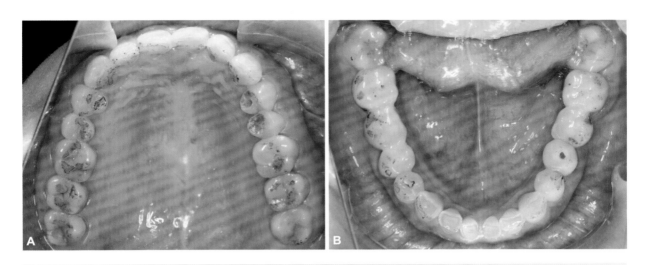

图 2-1-4 口内像（咬合印迹）

A.上颌牙列咬合面　B.下颌牙列咬合面

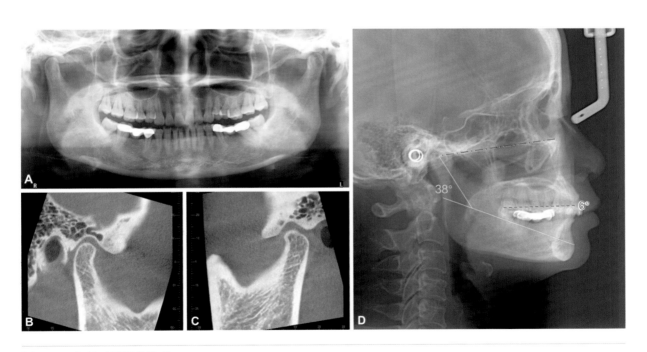

图 2-1-5 初诊时影像学检查

A.全景片示 36、46 缺失，35—37、45—47 为固定修复体　B、C. CT 示左（C）、右（B）侧关节，双侧髁突形态未见明显异常，右侧间隙改变　D.X 线头影测量侧位片示下颌弓角 38°（黄色示），𬌗平面斜度 6°（红色示），面下 1/3 高度未见明显降低

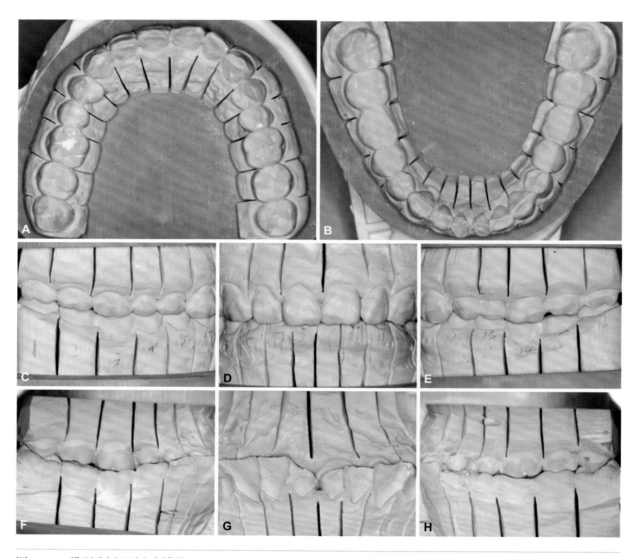

图 2-1-6　模型分析（牙尖交错位）

A. 上颌牙列咬合面　B. 下颌牙列咬合面　C. 右侧后牙区颊面　D. 前牙区唇面　E. 左侧后牙区颊面　F. 左侧后牙区舌面　G. 前牙区舌面　H. 右侧后牙区舌面

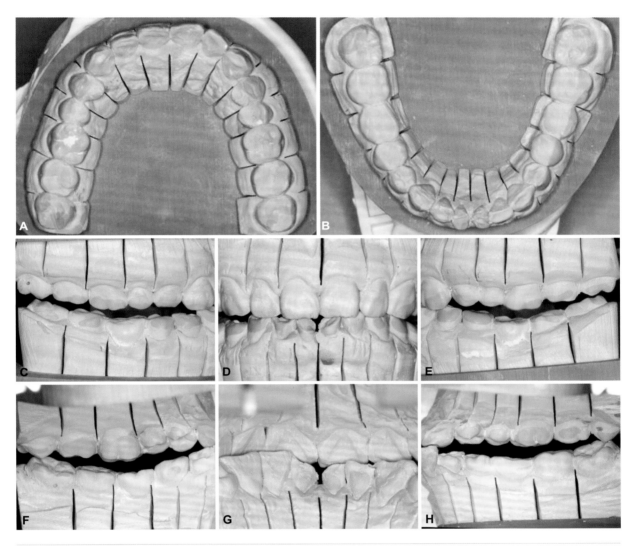

图 2-1-7　模型分析（改良参考位）

A. 上颌牙列咬合面　B. 下颌牙列咬合面　C. 右侧后牙区颊面　D. 前牙区唇面　E. 左侧后牙区颊面　F. 左侧后牙区舌面　G. 前牙区舌面　H. 右侧后牙区舌面

2. 临床决策　患者口颌系统没有明显的功能障碍,属简单病例,可以依据其面型和运动特点设计治疗计划,前移并顺时针旋转下颌,使之与上颌协调。该患者的粭曲线明显异常,如果单纯使用修复的方法进行重建,效果不理想,需要先用正畸的手段解除深覆粭和异常粭曲线的不利影响,再调整颌位。

3. 治疗过程

（1）解除深覆粭:正畸整平粭曲线,解除深覆粭;完成后,患者丧失稳定的牙尖交错接触（图 2-1-8）。

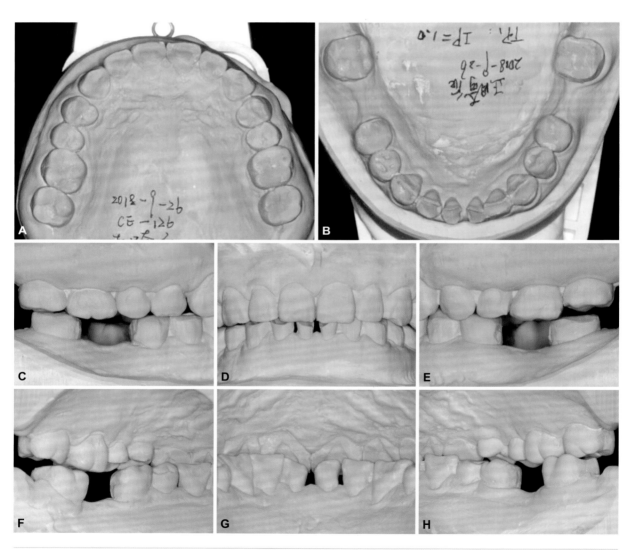

图 2-1-8　模型分析（正畸结束后丧失稳定的牙尖交错位）

A. 上颌牙列咬合面　B. 下颌牙列咬合面　C. 右侧后牙区颊面　D. 前牙区唇面　E. 左侧后牙区颊面　F. 左侧后牙区舌面　G. 前牙区舌面　H. 右侧后牙区舌面

（2）确定治疗颌位：以该患者的改良参考位（MRP）为起点，升高切导针至1.0，作为治疗颌位（TP₁）（图2-1-9），制作有稳定尖窝锁结关系的咬合板（图2-1-10）。患者戴用咬合板3个月，无自觉症状，可接受面下1/3外貌的变化。临床检查见口颌系统无明显体征。影像学检查见患者下颌前移、轻度逆时针旋转，双侧颞下颌关节形态正常，上、下颌关系有利于建𬌗（图2-1-11）。辅助检查发现双侧髁突运动轨迹平滑、对称（图2-1-12）。

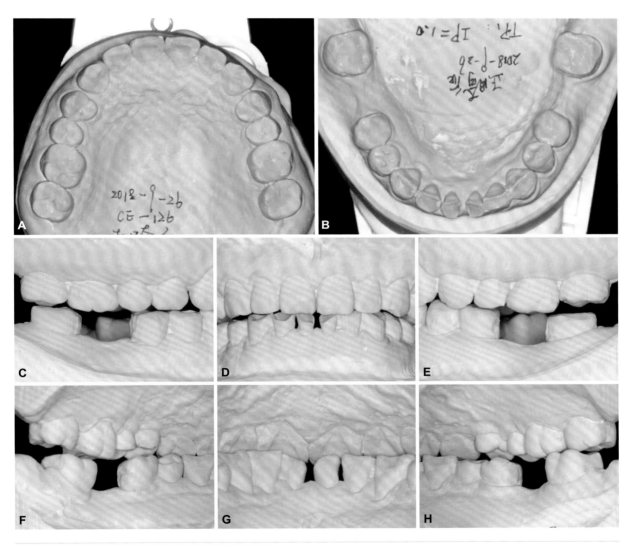

图2-1-9　模型分析（以MRP为起点，切导针升高到1.0，确定治疗颌位）

A. 上颌牙列咬合面　B. 下颌牙列咬合面　C. 右侧后牙区颊面　D. 前牙区唇面　E. 左侧后牙区颊面　F. 左侧后牙区舌面　G. 前牙区舌面　H. 右侧后牙区舌面

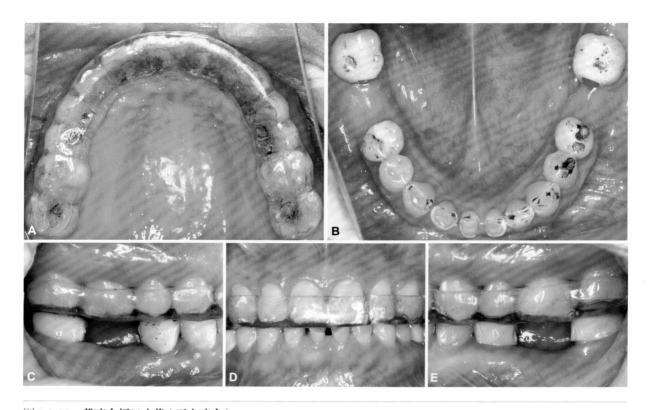

图 2-1-10　戴咬合板口内像（正中咬合）
A. 上颌牙列咬合面　B. 下颌牙列咬合面　C. 右侧后牙区颊面　D. 前牙区唇面　E. 左侧后牙区颊面（注意：咬合板要建立稳定的尖窝接触关系）

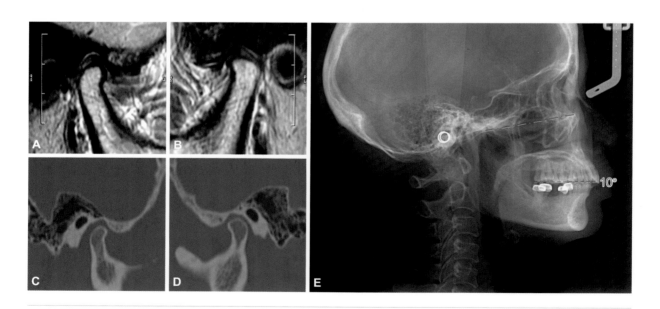

图 2-1-11　影像学检查（戴咬合板）
A、B. MRI 示左（B）、右（A）侧颞下颌关节，双侧盘髁关系正常　C、D. CT 示左（D）、右（C）侧颞下颌关节未见明显异常　E. X 线头影测量侧位片示预估𬌗平面斜度可增加到 10°（红色示），面下 1/3 高度略增加

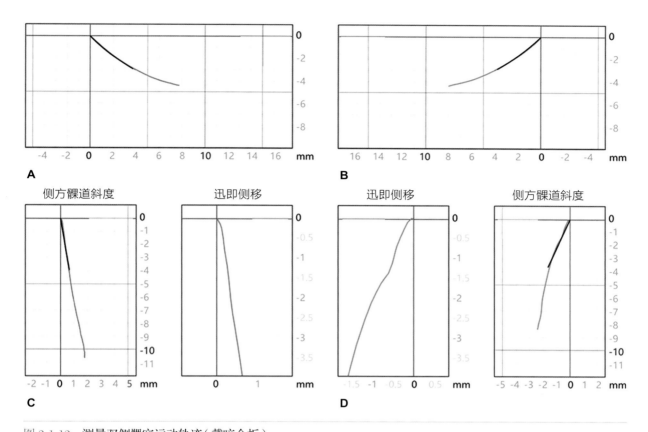

图 2-1-12　测量双侧髁突运动轨迹（戴咬合板）

A. 右侧髁突前伸运动　B. 左侧髁突前伸运动　C. 右侧髁突侧方运动　D. 左侧髁突侧方运动

（二）第二次临床决策

1. 病理生理分析　患者戴用咬合板 3 个月无不适,临床检查和影像学检查无异常,辅助检查可见下颌运动功能正常。结果提示治疗颌位正确,下一步能在该颌位建𬌗。

2. 临床决策　按患者的解剖和功能特点设计功能运动参数,制作诊断蜡型。以诊断蜡型作为参考,选择全冠、贴面冠、种植的方式来完成最终修复。

3. 治疗过程　增加𬌗平面斜度到 12°,消除后牙的过度分离;正中咬合采用尖 - 卵圆窝接触,前伸运动时前牙引导,后牙脱离接触;侧方运动时工作侧尖牙引导,其余牙脱离接触(尖牙保护𬌗);制作诊断蜡型(图 2-1-13,图 2-1-14),完善牙周治疗,按照诊断蜡型的设计实施牙体预备并植入种植体,并按照诊断蜡型完成修复,精确实现咬合设计(图 2-1-15~图 2-1-21)。随访 1 年,修复体稳定,口颌系统健康,功能良好。

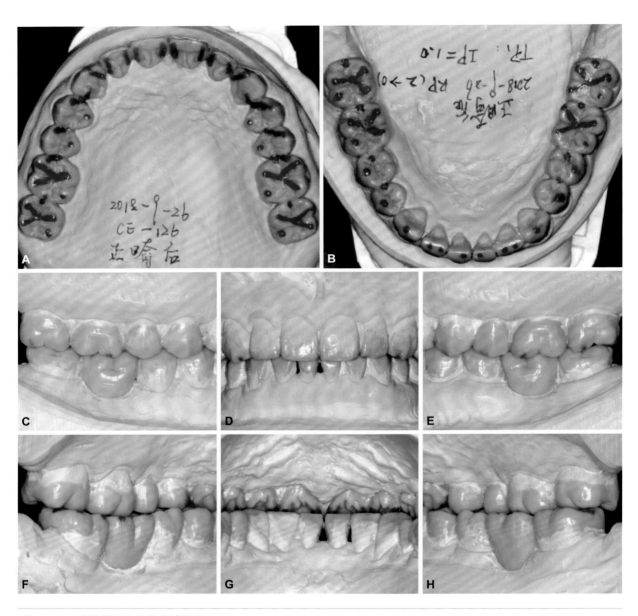

图 2-1-13　诊断蜡型（牙尖交错𬌗）

A. 上颌牙列咬合面　B. 下颌牙列咬合面　C. 右侧后牙区颊面　D. 前牙区唇面　E. 左侧后牙区颊面　F. 左侧后牙区舌面　G. 前牙区舌面　H. 右侧后牙区舌面

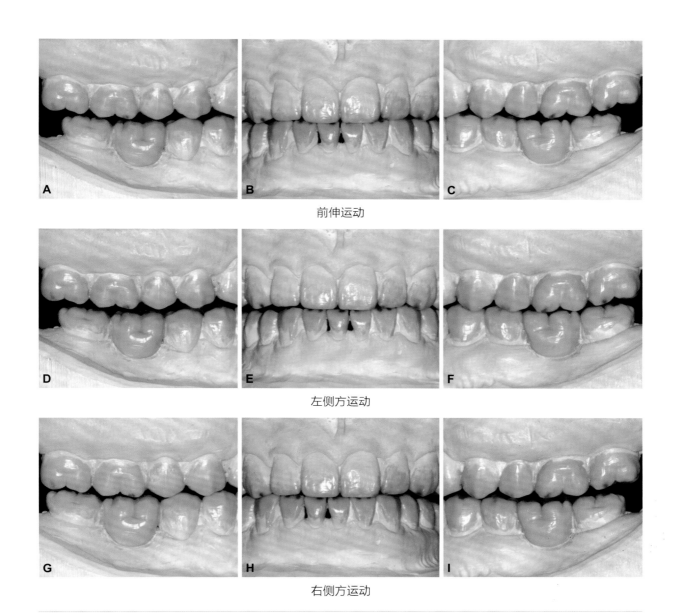

前伸运动

左侧方运动

右侧方运动

图 2-1-14　诊断蜡型（功能运动）

A. 右侧后牙区的前伸运动　B. 前牙区的前伸运动　C. 左侧后牙区的前伸运动　D. 右侧后牙区的左侧方运动　E. 前牙区的左侧方运动　F. 左侧后牙区的左侧方运动　G. 右侧后牙区的右侧方运动　H. 前牙区的右侧方运动　I. 左侧后牙区的右侧方运动

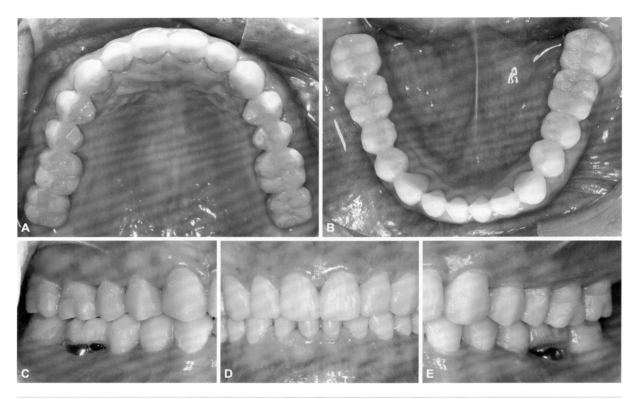

图 2-1-15　临时修复后口内像（牙尖交错位）

A. 上颌牙列咬合面　B. 下颌牙列咬合面　C. 右侧后牙区颊面　D. 前牙区唇面　E. 左侧后牙区颊面

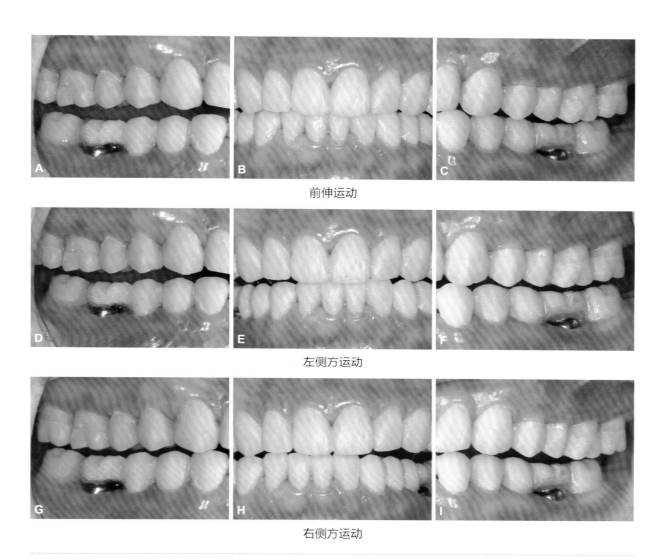

前伸运动

左侧方运动

右侧方运动

图 2-1-16　临时修复后口内像（功能运动）

A. 右侧后牙区的前伸运动　B. 前牙区的前伸运动　C. 左侧后牙区的前伸运动　D. 右侧后牙区的左侧方运动　E. 前牙区的左侧方
运动　F. 左侧后牙区的左侧方运动　G. 右侧后牙区的右侧方运动　H. 前牙区的右侧方运动　I. 左侧后牙区的右侧方运动

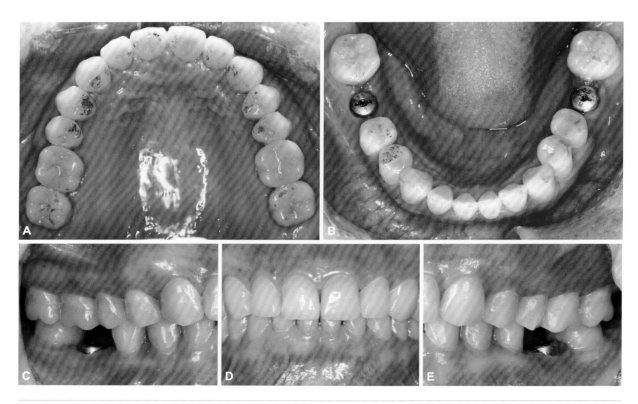

图 2-1-17　完成天然牙修复后口内像（牙尖交错位）

A. 上颌牙列咬合面　B. 下颌牙列咬合面　C. 右侧后牙区颊面　D. 前牙区唇面　E. 左侧后牙区颊面

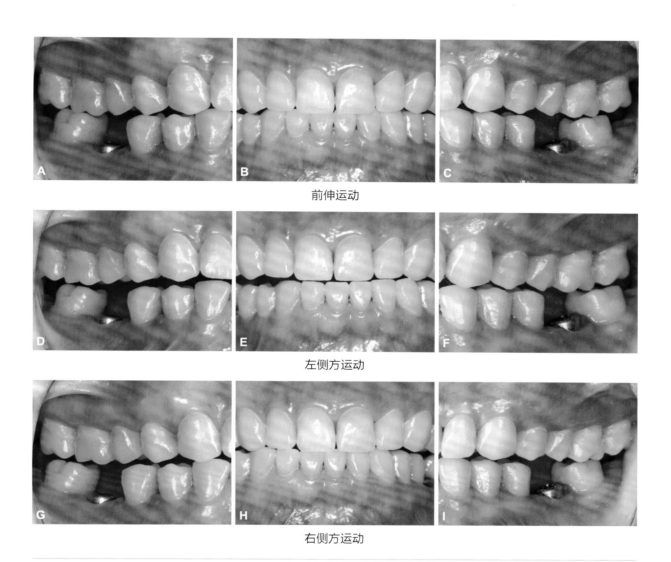

前伸运动

左侧方运动

右侧方运动

图 2-1-18　完成天然牙修复后口内像（功能运动）

A. 右侧后牙区的前伸运动　B. 前牙区的前伸运动　C. 左侧后牙区的前伸运动　D. 右侧后牙区的左侧方运动　E. 前牙区的左侧方运动　F. 左侧后牙区的左侧方运动　G. 右侧后牙区的右侧方运动　H. 前牙区的右侧方运动　I. 左侧后牙区的右侧方运动

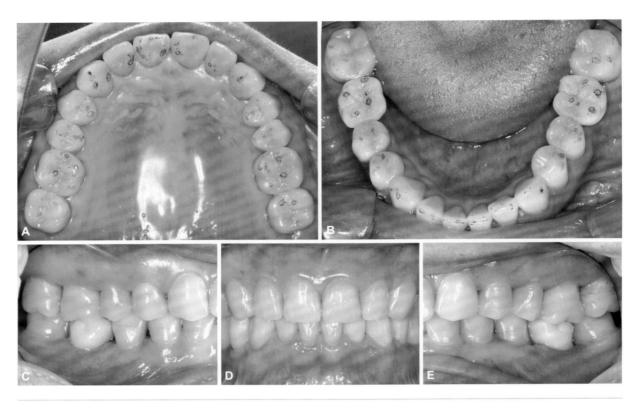

图 2-1-19　完成种植修复后口内像（牙尖交错位）

A. 上颌牙列咬合面　B. 下颌牙列咬合面　C. 右侧后牙区颊面　D. 前牙区唇面　E. 左侧后牙区颊面

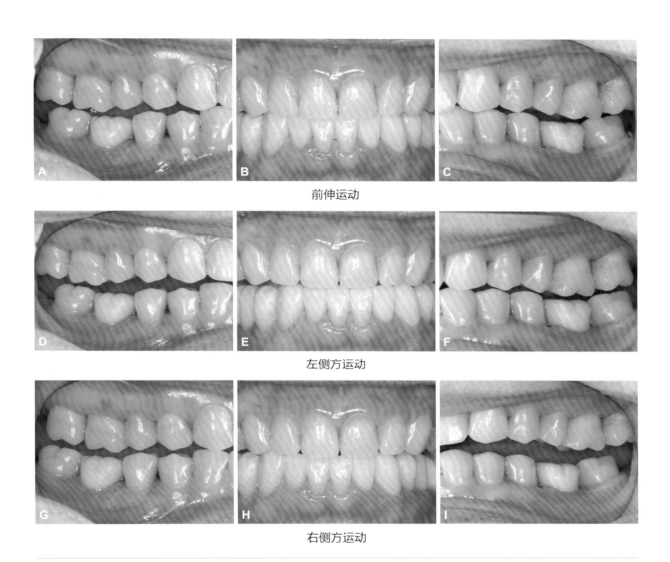

前伸运动

左侧方运动

右侧方运动

图 2-1-20 完成口腔种植修复后口内像（功能运动）

A. 右侧后牙区的前伸运动 B. 前牙区的前伸运动 C. 左侧后牙区的前伸运动 D. 右侧后牙区的左侧方运动 E. 前牙区的左侧方运动 F. 左侧后牙区的左侧方运动 G. 右侧后牙区的右侧方运动 H. 前牙区的右侧方运动 I. 左侧后牙区的右侧方运动

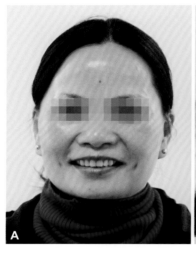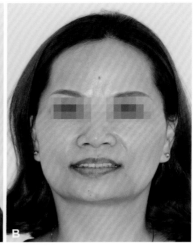

图 2-1-21 治疗前、后面像
A. 治疗前 B. 治疗后

【术后并发症及处理】

术后无并发症。

【经验与体会】

该患者表现出短面型的典型磨损。下颌运动过程中后牙分离过度,前牙磨损。当前牙磨损后降低了异常功能负荷,利于维持口颌系统的代偿状态,故不表现出明显的临床症状。治疗时需去除患者现有的代偿状态,重新协调上、下颌关系,消除磨损的病因,促进口颌系统长期健康。

患者深覆𬌗的限制使单纯修复无法达到治疗目标,所以设计治疗方案不能只考虑修复这一种手段,应结合正畸的方法,首先去除深覆𬌗的不利影响,再调整颌位,协调上、下颌关系,最后在治疗颌位上,按照该患者的解剖和运动特点设计修复方案并准确实施。术后,该患者的美观和功能得到改善,目前观察 3 年,效果稳定。

患者双侧下颌第一磨牙(种植基牙)修复体使用了不同的颜色,是为了提示修复方式的不同,便于在后期随访和维护时区别处理(例如使用不同的牙周维护方案)。由于不在美观区域,这样的颜色差异设计影响很小。

存在的问题:该病例选择了微创修复方式,所有的牙体预备均局限于牙釉质范围内,这对医师的操作技能有很高的要求。瓷材料在小尺寸下极易折断,这一特点(弊端)给后期的美观修饰造成了很大困难。瓷的厚度太薄,使技师难以实现颜色的层次和渐变,无法生动地刻画出表面纹理,而在厚度特别小的区域(例如刀状边缘和切端)往往还需要改变外形设计来保证修复体的强度。这些问题的解决都是以牺牲最终的美观效果为代价的,如何解决这个矛盾,值得深入思考。

(夏应锋 吕 涛)

二、病例二：有不良修复治疗史的牙弓前段磨损

【病例摘要】

中年女性患者，前牙曾因磨损行固定修复，术后修复体反复脱落，并发双侧咀嚼肌和关节区酸痛。针对该患者偏短面型的解剖和功能特点，首先用过渡性修复体调整颌位，协调上、下颌的空间位置关系，消除临床症状，再设计其咬合并实施重建。

【病例简介】

47 岁女性患者，因前牙磨损和修复体脱落就诊（图 2-2-1）。多年前患者因前牙磨损于外院行 12—22 单冠修复，术后修复体反复脱落。1 年前更换为 12—22 联冠，半年前脱落。

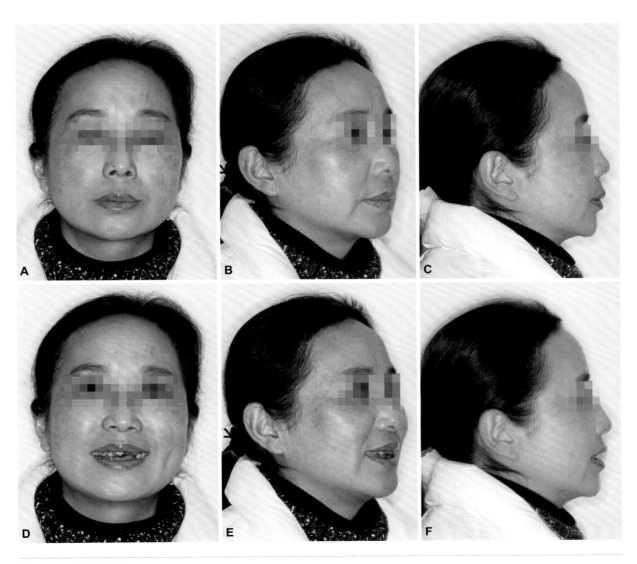

图 2-2-1　初诊时面像
A. 正面像　B. 右侧 45°面像　C. 右侧面像　D. 正面微笑像　E. 右侧 45°微笑像　F. 右侧微笑像

口内检查：14—25、35—45 重度磨损，其中 11—22、33—42 为残根（图 2-2-2）。口内见牙尖交错 粭不稳定，功能运动过程中双侧后牙干扰。

临床检查：双侧咬肌深层和颞下颌韧带疼痛。下颌功能运动不受限，运动过程中双侧关节无明显 杂音。

影像学检查：患者偏短面型，下颌骨相对上颌骨偏大。前牙曾戴用不良修复体，切道斜度大，粭平 面斜度偏大（图 2-2-3）。

转移咬合关系上粭架：分析发现患者不稳定的牙尖交错位相对于改良参考位后退（图 2-2-4）。

【临床决策与治疗过程】

（一）第一次临床决策

1. 病理生理分析　患者偏短面型，后牙容易过度分离。虽然患者粭平面斜度大，可以抵消一部 分后牙分离的效果，在一定程度上减轻了牙弓前段的负荷，但是其下颌相对上颌偏大且后退，并且戴 用切道斜度过大的不良修复体，均会进一步增加牙弓前段的负荷，造成修复体反复脱落和牙弓前段磨 损，继而造成前牙引导下颌运动的能力丧失，运动时出现后牙干扰，对口颌系统造成伤害性刺激，引发 口颌系统的功能障碍并出现临床症状。影像学检查提示该患者的颞下颌关节未出现明显器质性病 损，不适症状多系功能性改变所致。

2. 临床决策　患者因重度磨损丧失稳定的牙尖交错接触，并有明显的临床症状。治疗计划首先 应考虑用过渡性修复体（粭垫式义齿）恢复稳定咬合并调整颌位。

3. 治疗过程　以改良参考位（MRP）为起点，切导针升高 4mm 作为治疗颌位（TP），使下颌 相对牙尖交错位前伸并逆时针旋转，协调上、下颌的矢状向位置关系（图 2-2-5）。设计、制作过 渡性修复体，预估调整粭平面斜度到 10°，参考双侧髁道斜度将切道斜度设计为 35°，正中咬合 设计为尖-卵圆窝接触，设计为尖牙保护粭；前伸运动时前牙均匀接触后牙分离；侧方运动时工作 侧尖牙接触引导，其余牙脱离接触（图 2-2-6，图 2-2-7）。戴用后，患者面下 1/3 高度增加，侧貌改 善，但唇张力增高，1 周后改善。3 个月复查，患者临床症状改善，咀嚼肌和颞下颌关节区无压痛， 下颌运动不受限，关节无杂音，张口型不偏；双侧颞下颌关节盘髁关系改善，骨结构无明显异常 （图 2-2-8）。

（二）第二次临床决策

1. 病理生理分析　检查结果提示，用粭垫式义齿建立的咬合使口颌系统功能恢复，利于口颌系 统的健康；说明设计的治疗颌位正确。

2. 临床决策　在该治疗颌位上进行下一步不可逆的修复重建。制作诊断蜡型，拔除无保留价值 的残根，前牙区行牙周手术改善美观，然后按照诊断蜡型进行最终修复。

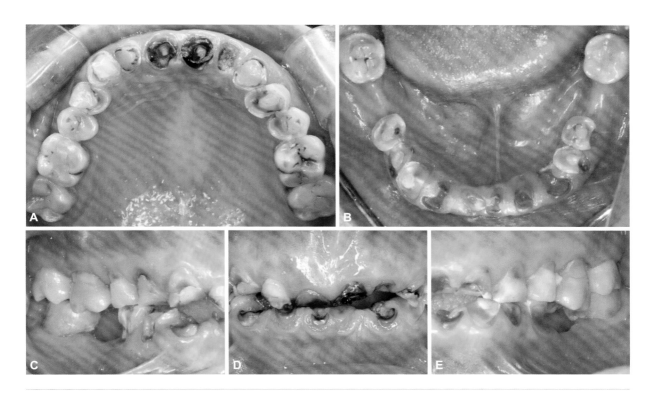

图 2-2-2　术前口内像（牙尖交错位）

A. 上颌牙列咬合面　B. 下颌牙列咬合面　C. 右侧后牙区　D. 前牙区　E. 左侧后牙区

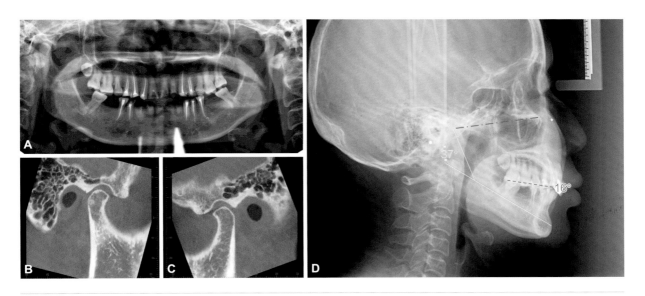

图 2-2-3　初诊时影像学检查

A. 全景示颌骨左右基本对称，18 阻生，12—14、23、24、33—35、44、45 根管有充填物，36、46 缺失，31、32、41、43 残根　B、C. CT 见左（C）、右（B）侧颞下颌关节，双侧髁突偏后位，形态无明显异常，骨皮质完整　D. X 线头影测量侧位片（修复体脱落前）示下颌弓角 37°（黄色示），𬌗平面斜度 16°（红色示），面下 1/3 高度正常

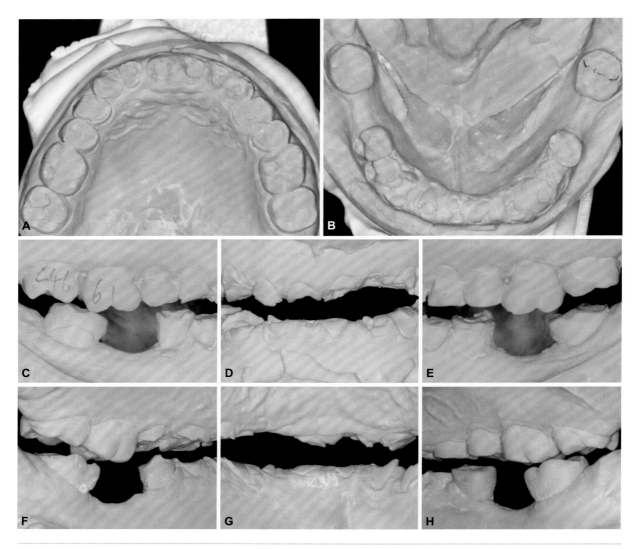

图 2-2-4　模型分析（改良参考位）

A. 上颌牙列咬合面　B. 下颌牙列咬合面　C. 右侧后牙区颊面　D. 前牙区唇面　E. 左侧后牙区颊面　F. 左侧后牙区舌面　G. 前牙区舌面　H. 右侧后牙区舌面

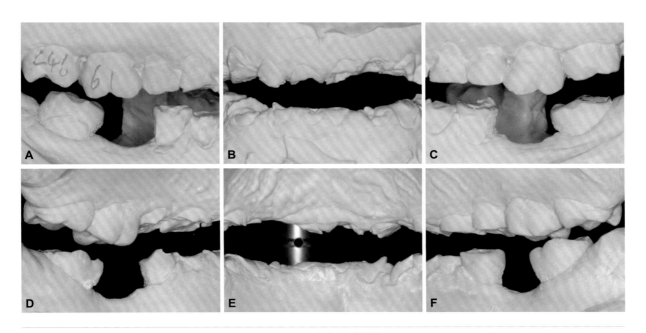

图 2-2-5　模型分析（以 MRP 为起点，切导针升高到 4.0，确定治疗颌位）
A. 右侧后牙区颊面　B. 前牙区唇面　C. 左侧后牙区颊面　D. 左侧后牙区舌面　E. 前牙区舌面　F. 右侧后牙区舌面

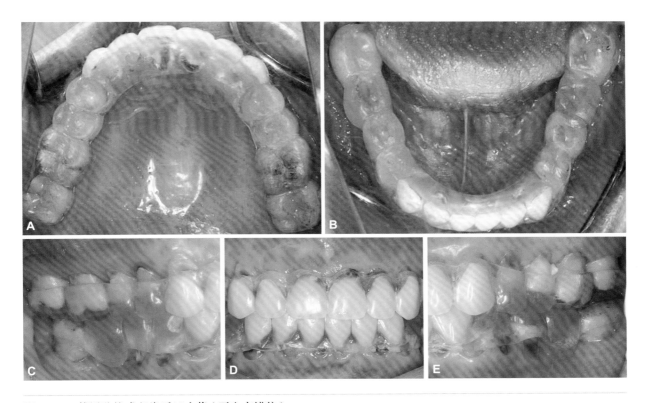

图 2-2-6　戴用𬌗垫式义齿后口内像（牙尖交错位）
A. 上颌牙列咬合面　B. 下颌牙列咬合面　C. 右侧后牙区颊面　D. 前牙区唇面　E. 左侧后牙区颊面

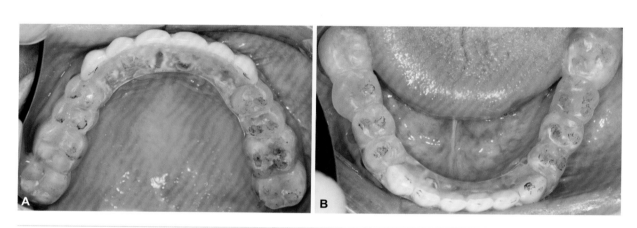

图 2-2-7　戴用𬌗垫式义齿后口内像（咬合接触点）

A. 上颌牙列咬合面　B. 下颌牙列咬合面

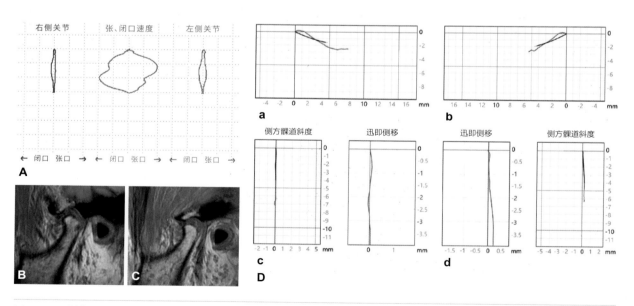

图 2-2-8　影像学检查和辅助检查

A. 张、闭口运动时，双侧颞下颌关节无明显杂音　B、C. MRI 示双侧颞下颌关节盘髁关系未见明显异常　D. 下颌运动时，双侧髁突运动轨迹正常　a. 右侧髁突前伸运动；b. 左侧髁突前伸运动；c. 右侧髁突侧方运动；d. 左侧髁突侧方运动

3. 治疗过程　以治疗颌位（TP）为基础，按患者的解剖和功能特点设计咬合，制作诊断蜡型（图2-2-9，图2-2-10）。拔除无保留价值的残根（31、32、41、43），通过冠延长术调整前牙外形，制作过渡性修复体辅助牙龈成形（图2-2-11，图2-2-12），患者戴用后美观改善（图2-2-13）。6个月后更换为永久修复体，首先更换后牙区（图2-2-14，图2-2-15），然后更换前牙区（图2-2-16~图2-2-18）。完成后，口内咬合状态与诊断蜡型一致，设计为尖-卵圆窝接触，尖牙保护𬌗，口颌系统健康且功能良好。半年复查，修复效果稳定，口颌系统健康且功能良好（图2-2-19~图2-2-21）。1年复查，效果稳定，口颌系统健康（图2-2-22）。2年、4年复查，效果稳定，口颌系统健康。

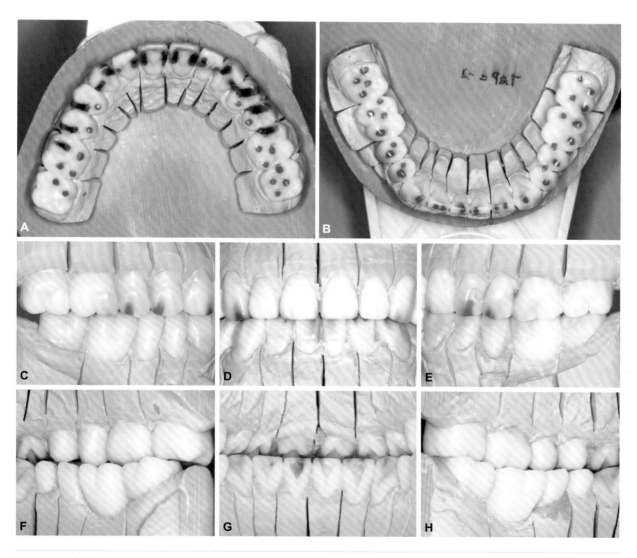

图2-2-9　诊断蜡型（牙尖交错位）

A. 上颌牙列咬合面　B. 下颌牙列咬合面　C. 右侧后牙区颊面　D. 前牙区唇面　E. 左侧后牙区颊面　F. 左侧后牙区舌面　G. 前牙区舌面　H. 右侧后牙区舌面

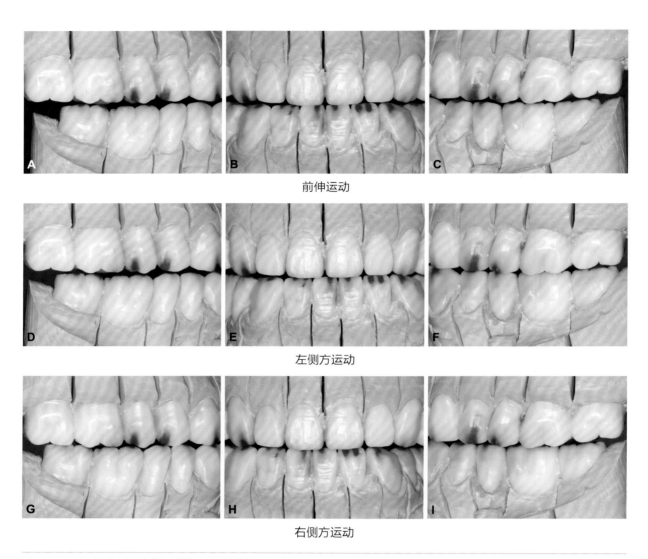

前伸运动

左侧方运动

右侧方运动

图 2-2-10　诊断蜡型（功能运动）

A. 右侧后牙区的前伸运动　B. 前牙区的前伸运动　C. 左侧后牙区的前伸运动　D. 右侧后牙区的左侧方运动　E. 前牙区的左侧方运动　F. 左侧后牙区的左侧方运动　G. 右侧后牙区的右侧方运动　H. 前牙区的右侧方运动　I. 左侧后牙区的右侧方运动

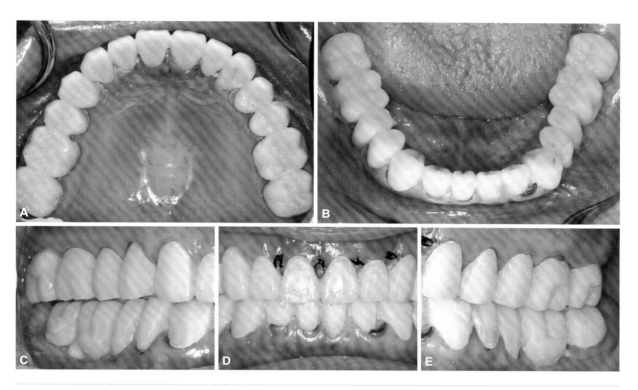

图 2-2-11 过渡性义齿口内试戴（牙尖交错位）

A. 上颌牙列咬合面　B. 下颌牙列咬合面　C. 右侧后牙区颊面　D. 前牙区唇面　E. 左侧后牙区颊面

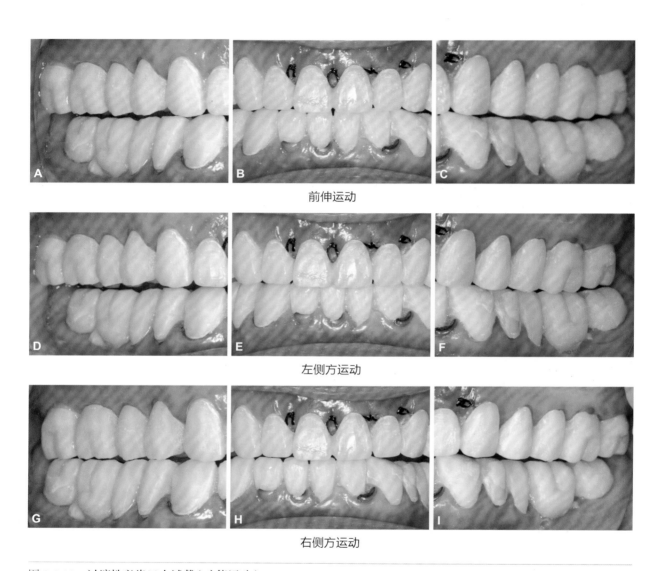

前伸运动

左侧方运动

右侧方运动

图 2-2-12　过渡性义齿口内试戴（功能运动）

A. 右侧后牙区的前伸运动　B. 前牙区的前伸运动　C. 左侧后牙区的前伸运动　D. 右侧后牙区的左侧方运动　E. 前牙区的左侧方运动　F. 左侧后牙区的左侧方运动　G. 右侧后牙区的右侧方运动　H. 前牙区的右侧方运动　I. 左侧后牙区的右侧方运动

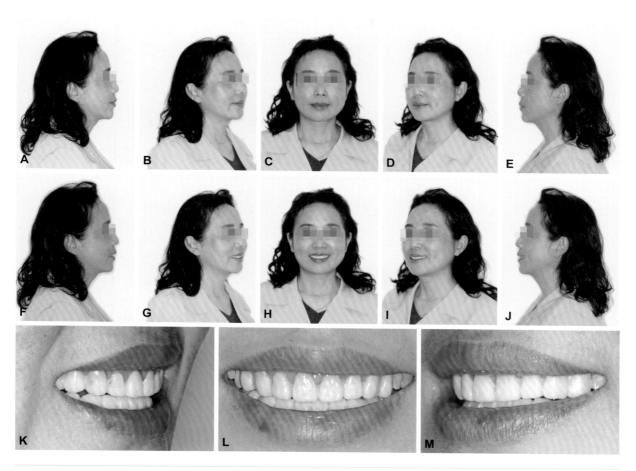

图 2-2-13　戴用过渡性修复体后，美观改善

A. 右侧面像　B. 右侧 45° 面像　C. 正面像　D. 左侧 45° 面像　E. 左侧面像　F. 右侧微笑像　G. 右侧 45° 微笑像　H. 正面微笑像
I. 左侧 45° 微笑像　J. 左侧微笑像　K. 右侧面像示微笑时的唇齿关系　L. 正面像示微笑时的唇齿关系　M. 左侧面像示微笑时的唇齿关系

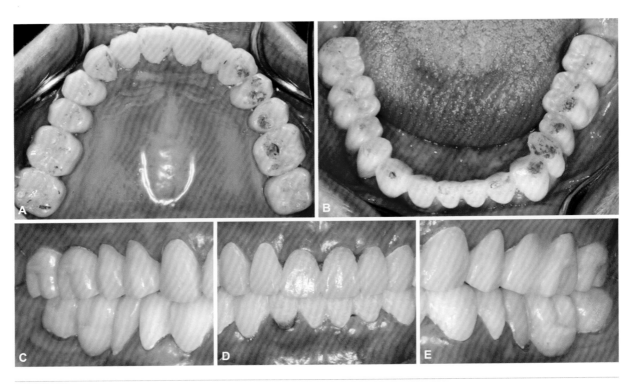

图 2-2-14　后牙区更换为永久修复体（牙尖交错位）

A. 上颌牙列咬合面　B. 下颌牙列咬合面　C. 右侧后牙区颊面　D. 前牙区唇面　E. 左侧后牙区颊面

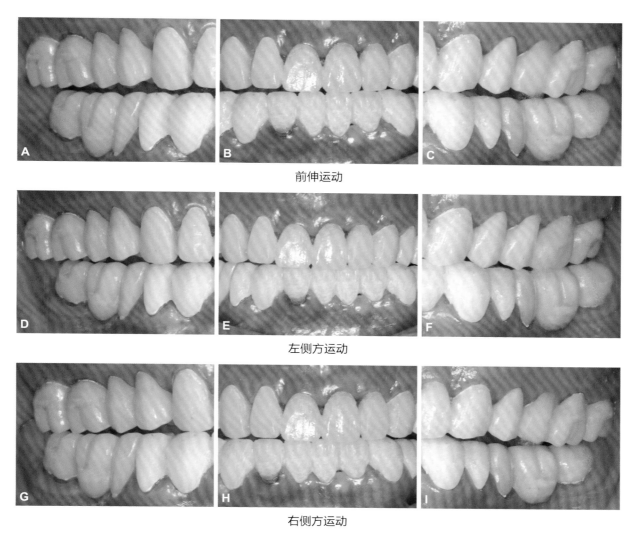

前伸运动

左侧方运动

右侧方运动

图 2-2-15　后牙区更换为永久修复体（功能运动）

A. 右侧后牙区的前伸运动　B. 前牙区的前伸运动　C. 左侧后牙区的前伸运动　D. 右侧后牙区的左侧方运动　E. 前牙区的左侧方运动　F. 左侧后牙区的左侧方运动　G. 右侧后牙区的右侧方运动　H. 前牙区的右侧方运动　I. 左侧后牙区的右侧方运动

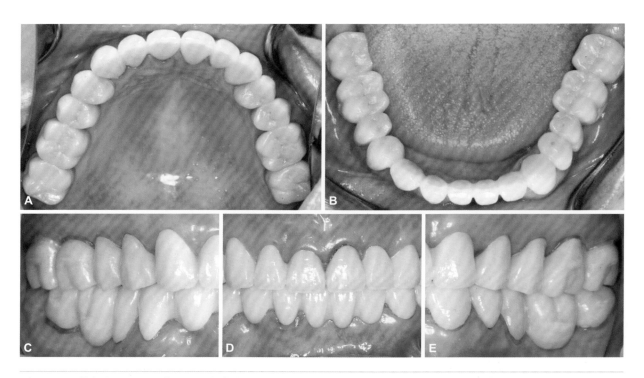

图 2-2-16 修复完成后口内像（牙尖交错位）

A. 上颌牙列咬合面　B. 下颌牙列咬合面　C. 右侧后牙区颊面　D. 前牙区唇面　E. 左侧后牙区颊面

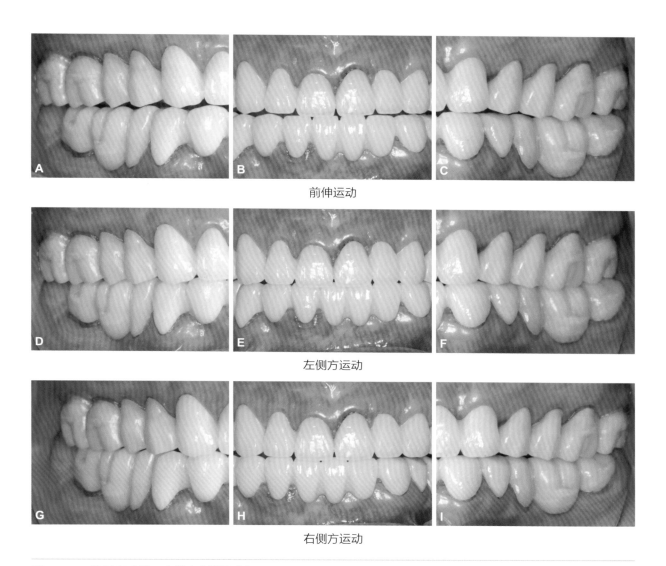

前伸运动

左侧方运动

右侧方运动

图 2-2-17　修复完成后口内像（功能运动）

A. 右侧后牙区的前伸运动　B. 前牙区的前伸运动　C. 左侧后牙区的前伸运动　D. 右侧后牙区的左侧方运动　E. 前牙区的左侧方
运动　F. 左侧后牙区的左侧方运动　G. 右侧后牙区的右侧方运动　H. 前牙区的右侧方运动　I. 左侧后牙区的右侧方运动

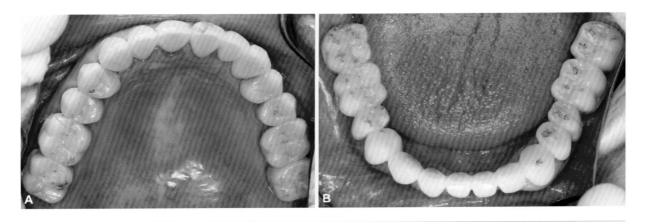

图 2-2-18　修复完成后口内像（咬合接触点）
A. 上颌牙列咬合面　B. 下颌牙列咬合面

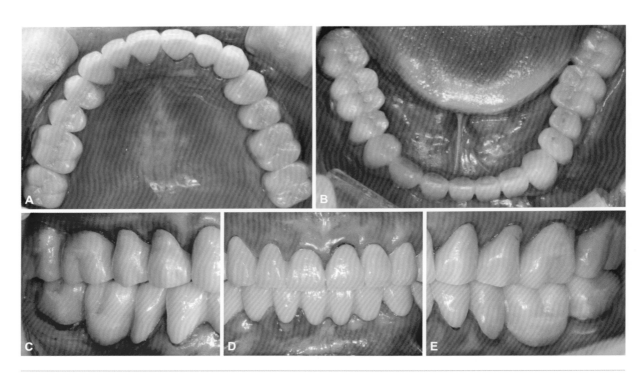

图 2-2-19　半年随访口内像（牙尖交错位）
A. 上颌牙列咬合面　B. 下颌牙列咬合面　C. 右侧后牙区颊面　D. 前牙区唇面　E. 左侧后牙区颊面

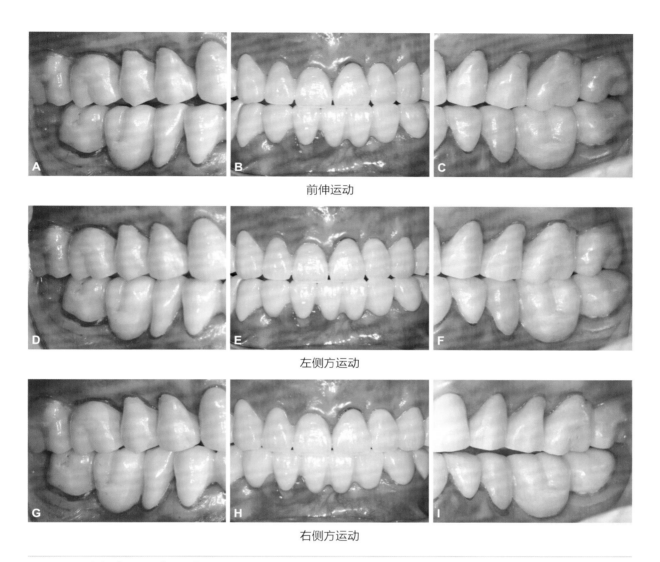

前伸运动

左侧方运动

右侧方运动

图 2-2-20　半年随访口内像（功能运动）
A. 右侧后牙区的前伸运动　B. 前牙区的前伸运动　C. 左侧后牙区的前伸运动　D. 右侧后牙区的左侧方运动　E. 前牙区的左侧方运动　F. 左侧后牙区的左侧方运动　G. 右侧后牙区的右侧方运动　H. 前牙区的右侧方运动　I. 左侧后牙区的右侧方运动

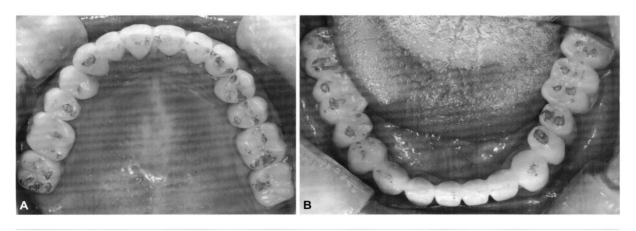

图 2-2-21　半年随访口内像（咬合接触点）
A. 上颌牙列咬合面　B. 下颌牙列咬合面

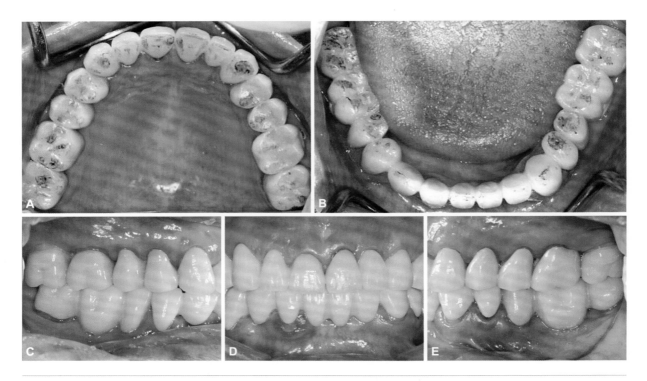

图 2-2-22　1年随访口内像（牙尖交错位 + 咬合印迹）
A. 上颌牙列咬合面　B. 下颌牙列咬合面　C. 右侧后牙区颊面　D. 前牙区唇面　E. 左侧后牙区颊面

【术后并发症及处理】

术后无并发症。

【经验与体会】

患者情况复杂，短面型的解剖特点使其容易发生前牙磨损，较陡的𬌗平面斜度又代偿抵消一部分风险，但当患者完成了上颌前牙固定修复后，过大的切道斜度打破了前述这种平衡状态，加重了前牙负担，导致修复体反复失败，使口颌系统失代偿，出现临床症状。这种未经设计就盲目修复前牙的错误非常多见，应重视并引以为戒。

该病例的治疗相对简单，其前牙不良修复体已自行脱落，且咀嚼系统的功能障碍和临床症状并不严重。合并考虑患者的面型特点，只需要在恢复稳定咬合的同时调整颌位，协调上、下颌，再根据患者的运动特点设计与口颌系统协调的修复体，最后获得了良好的治疗效果，并且保持长期稳定。

该病例存在三处不足：①21 牙龈手术后，口腔卫生维护不良，牙龈退缩，暴露变色的牙根。②右侧因受到牙弓形态限制，需牺牲部分上颌腭尖与下颌中央窝的正中接触，只保留下颌颊尖与上颌中央窝的正中接触。这样设计在调𬌗时需特别注意平衡左右侧的咬合力，以保证口颌系统的长期健康。③42 牙周处理和维护欠妥，修复后牙龈退缩明显。

（夏应锋　蒋　礼）

三、病例三：牙弓前段磨损伴关节弹响

【病例摘要】

中年女性患者，牙弓前段磨损，并发颞下颌关节弹响。针对病因设计治疗计划，前移并顺时针旋转下颌，制作过渡性修复体，协调上、下颌骨，消除关节症状，改善下颌运动功能，改善美观。最后固定修复完成咬合重建。长期随访观察，治疗效果稳定。

【病例简介】

50岁女性患者，因前牙磨损合并关节弹响就诊（图 2-3-1）。

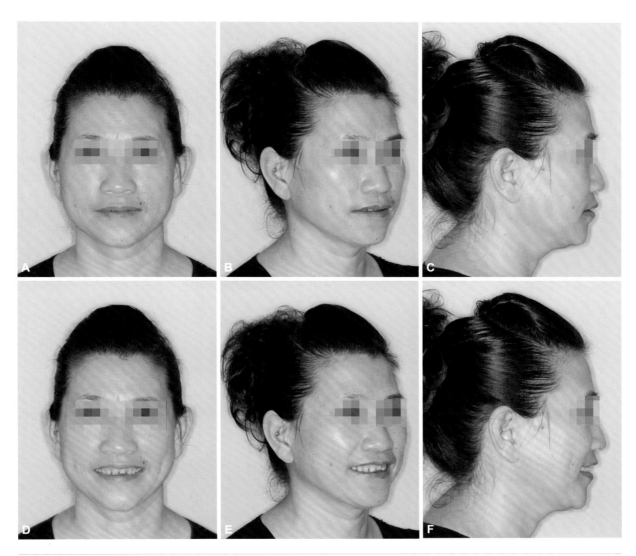

图 2-3-1　初诊时面像

A. 正面像　B. 右侧 45° 面像　C. 右侧面像　D. 正面微笑像　E. 右侧 45° 微笑像　F. 右侧微笑像

口内检查：前牙重度磨损，探诊敏感，35缺失（图2-3-2）。

临床检查：右侧颞肌前份和颞下颌韧带压痛，扪及右侧颞下颌关节清脆弹响。下颌运动不受限，开口型不偏。

影像学检查：患者颌面部偏短面型，𬌗平面斜度适中，下颌骨相对上颌骨偏大，面下1/3高度正常（图2-3-3）。

辅助检查：患者从放松状态咬合到牙尖交错位时，双侧髁突向后上移动，导致右侧关节在张口运动时出现弹响；去除咬合的影响，双侧关节运动流畅，杂音消失（图2-3-4）。

转移咬合关系上𬌗架：分析发现患者的牙尖交错位相对改良参考位后退。该结果与影像学检查、下颌运动描记和关节杂音分析的结果对应（图2-3-5，图2-3-6）。

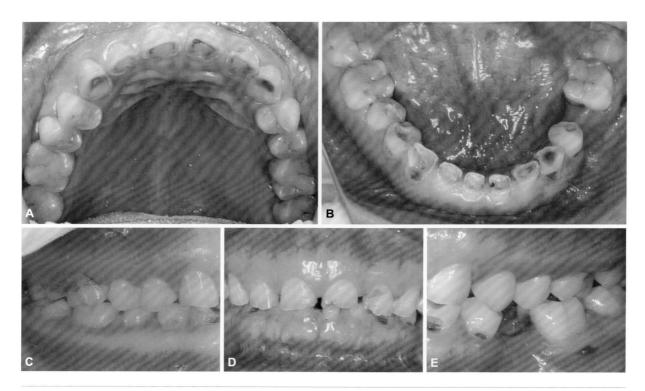

图2-3-2　术前口内像（牙尖交错位）
A. 上颌牙列咬合面　B. 下颌牙列咬合面　C. 右侧后牙区　D. 前牙区　E. 左侧后牙区

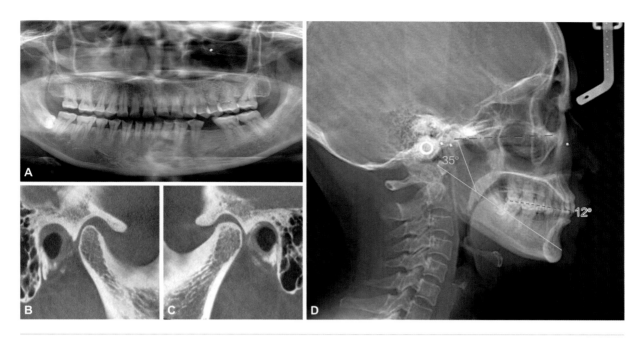

图 2-3-3 初诊时影像学检查

A. 全景片示颌骨左右对称,35 缺失,48 阻生 B、C. CT 示左(C)、右(B)侧颞下颌关节,双侧髁突后退,骨皮质完整,形态正常
D. X 线头影测量侧位片示下颌弓角 35°(黄色示),𬌗平面斜度 12°(红色示),面下 1/3 高度正常

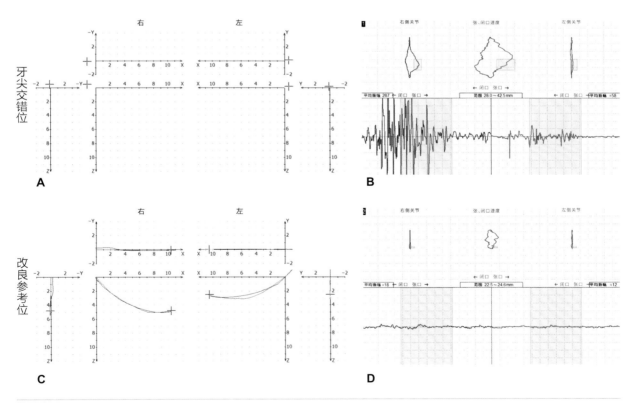

图 2-3-4 初诊时辅助检查

A. 牙尖交错𬌗时,双侧髁突处于后退位置 B. 运动时右侧颞下颌关节有杂音 C. 牙脱离接触后,从改良参考位开始运动,双侧髁突运动平滑顺畅 D. 双侧颞下颌关节杂音消失

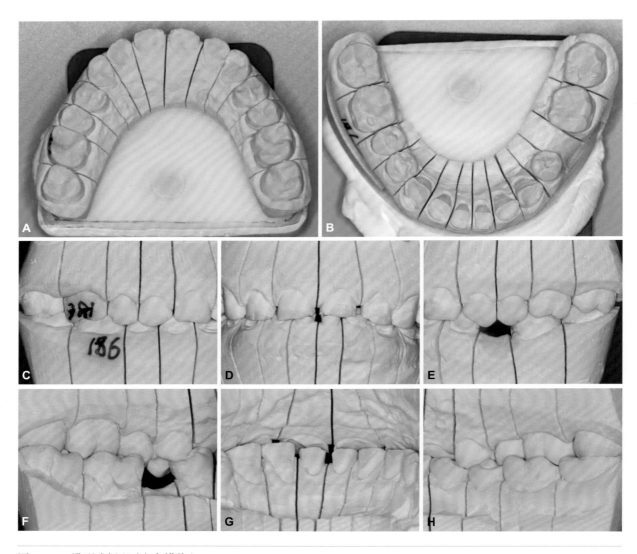

图 2-3-5　模型分析（牙尖交错位）

A. 上颌牙列咬合面　B. 下颌牙列咬合面　C. 右侧后牙区颊面　D. 前牙区唇面　E. 左侧后牙区颊面　F. 左侧后牙区舌面　G. 前牙区舌面　H. 右侧后牙区舌面

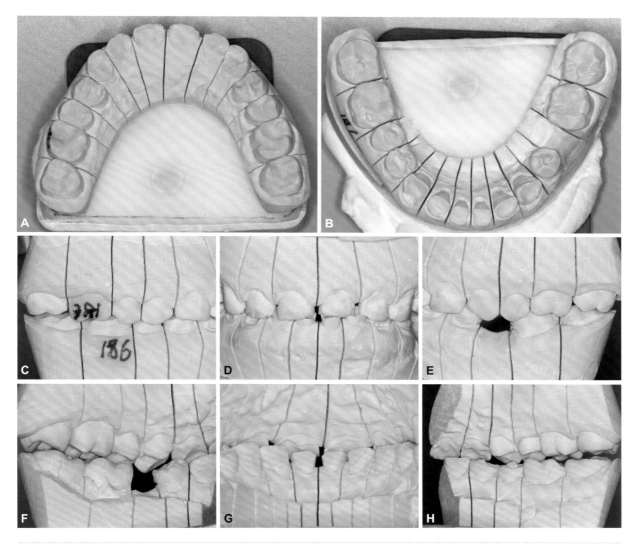

图 2-3-6 模型分析（改良参考位）

A. 上颌牙列咬合面　B. 下颌牙列咬合面　C. 右侧后牙区颊面　D. 前牙区唇面　E. 左侧后牙区颊面　F. 左侧后牙区舌面　G. 前牙区舌面　H. 右侧后牙区舌面

【临床决策与治疗过程】

（一）第一次临床决策

1. 病理生理分析　患者下颌骨相对上颌骨过大，使后牙容易过度分离而牙弓前段容易磨损（图2-3-7）。其牙尖交错咬合导致下颌后退；后退的髁突推挤关节盘移位，导致弹响；牵拉颞下颌韧带和颞肌前份，引起疼痛。去除咬合的影响后弹响消失，提示患者的颞下颌关节并未出现明显的器质性损害。

2. 临床决策　按照患者的解剖和功能特点设计治疗方案，前移下颌消除关节的异常负担；再升高垂直距离顺时针旋转下颌，协调上、下颌的矢状向关系并留出修复空间。

3. 治疗过程　以改良参考位（MRP）为基础，将切导针升高到 4.0，作为治疗颌位（TP）（图2-3-8）。在治疗颌位上制作诊断蜡型，𬌗平面斜度设计为 15°，咬合设计为尖 - 卵圆窝接触和尖牙保护𬌗（图 2-3-9，图 2-3-10）；再将诊断蜡型翻制为过渡性修复体（图 2-3-11）。戴用后，该患者的下颌前移，外貌改善，患者认可该变化（图 2-3-12）。3 个月复查无阳性症状和体征，下颌运动不受限，运动时关节无杂音，张口型不偏。影像学检查见患者双侧关节结构恢复正常，下颌前移、轻度顺时针旋转，有利于建𬌗（图 2-3-13）。辅助检查见患者戴过渡性修复体后，下颌运动功能改善，双侧髁突运动轨迹平滑、顺畅；牙尖交错咬合时下颌不后退（图 2-3-14）。

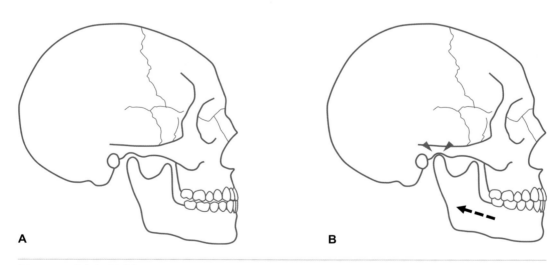

图 2-3-7　磨损机制分析
A. 下颌骨相对上颌过大　B. 建𬌗时下颌代偿性后退

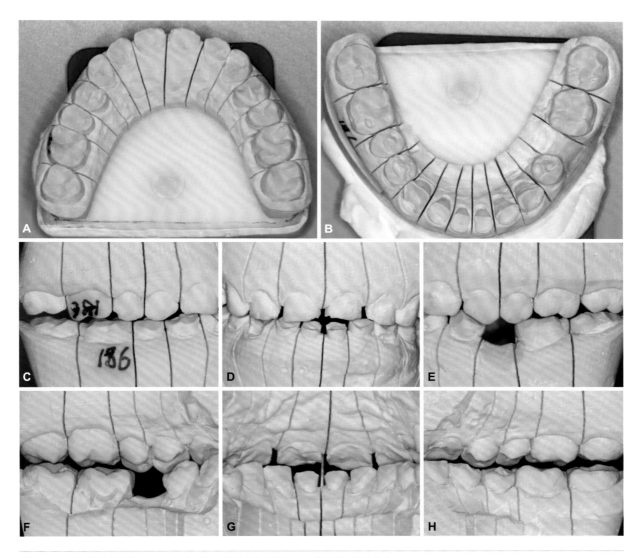

图 2-3-8　模型分析（以 MRP 为起点，切导针升高到 4.0，确定治疗颌位）

A. 上颌牙列咬合面　B. 下颌牙列咬合面　C. 右侧后牙区颊面　D. 前牙区唇面　E. 左侧后牙区颊面　F. 左侧后牙区舌面　G. 前牙区舌面　H. 右侧后牙区舌面

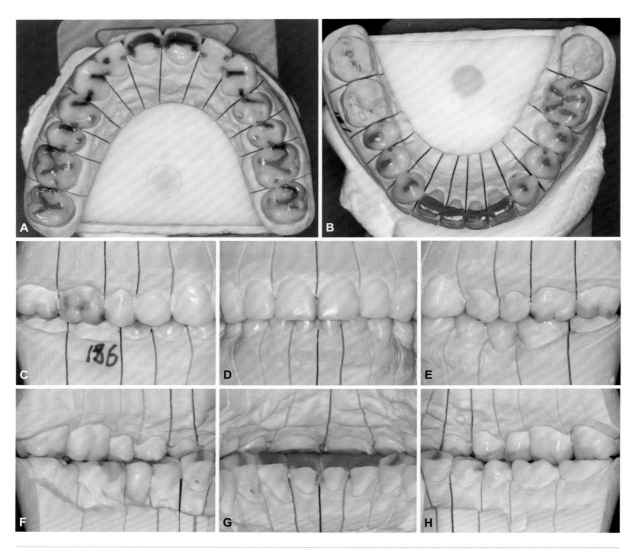

图 2-3-9 诊断蜡型（牙尖交错位）

A. 上颌牙列咬合面　B. 下颌牙列咬合面　C. 右侧后牙区颊面　D. 前牙区唇面　E. 左侧后牙区颊面　F. 左侧后牙区舌面　G. 前牙区舌面　H. 右侧后牙区舌面

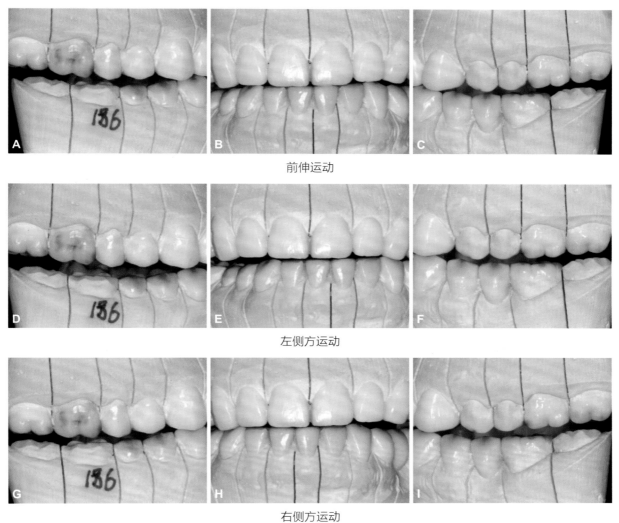

前伸运动

左侧方运动

右侧方运动

图 2-3-10　诊断蜡型（功能运动）
A. 右侧后牙区的前伸运动　B. 前牙区的前伸运动　C. 左侧后牙区的前伸运动　D. 右侧后牙区的左侧方运动　E. 前牙区的左侧方运动　F. 左侧后牙区的左侧方运动　G. 右侧后牙区的右侧方运动　H. 前牙区的右侧方运动　I. 左侧后牙区的右侧方运动

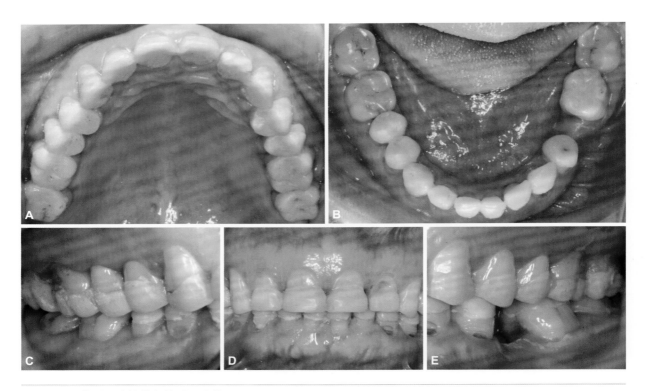

图 2-3-11　戴用过渡性修复体后口内像

A. 上颌牙列咬合面　B. 下颌牙列咬合面　C. 右侧后牙区颊面　D. 前牙区唇面　E. 左侧后牙区颊面

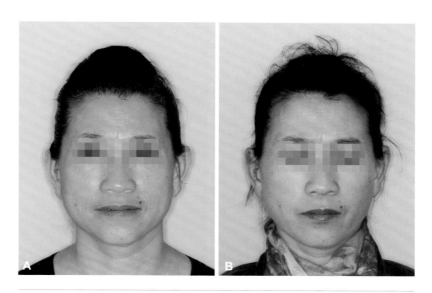

图 2-3-12　戴用过渡性修复体前、后面像
A. 牙尖交错位　B. 治疗颌位

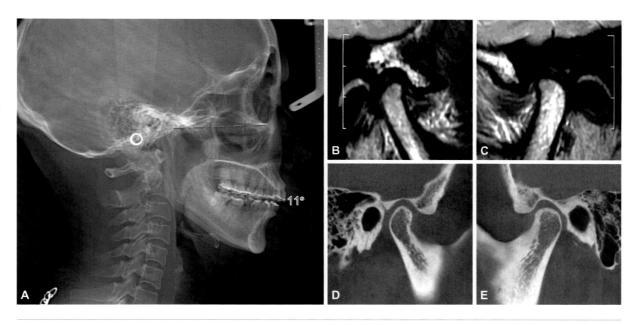

图 2-3-13　影像学检查（戴用过渡性修复体）
A. X 线头影测量侧位片示预估𬌗平面斜度可调整到 11°（红色示），面下 1/3 高度正常　B、C. MRI 示双侧颞下颌关节盘髁关系正常
D、E. CT 示双侧髁突位置改善

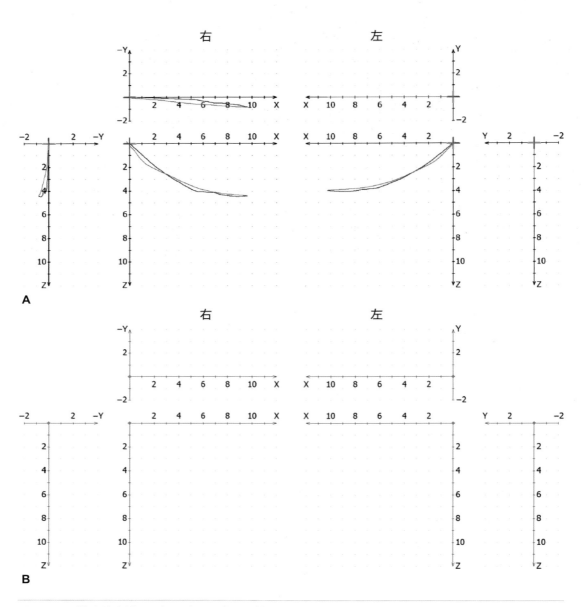

图 2-3-14 辅助检查描记双侧髁突运动轨迹（戴用过渡性修复体）

A. 张、口闭口运动时，双侧髁突运动正常　　B. 牙尖交错位咬合时，双侧髁突不后退

（二）第二次临床决策

1. 病理生理分析　患者戴用过渡性修复体 3 个月,症状和异常体征消失,影像学检查无明显异常,辅助检查指标正常。结果提示治疗颌位正确,治疗方案设计正确。

2. 临床决策　可以将过渡性义齿更换为永久修复体。与患者沟通固定修复方案后,决定采用全冠的修复方式行永久修复。

3. 治疗过程　对不需要冠修复的天然牙进行调𬌗,将后段𬌗平面斜度从蜡型设计的 15° 进一步降低。常规牙体预备后,将过渡性修复体更换为全冠(图 2-3-15~图 2-3-17)。修复完成后,患者美观和口颌系统功能均得到改善。随访 6 年,修复效果稳定,口颌系统健康、功能良好(图 2-3-18~图 2-3-21)。

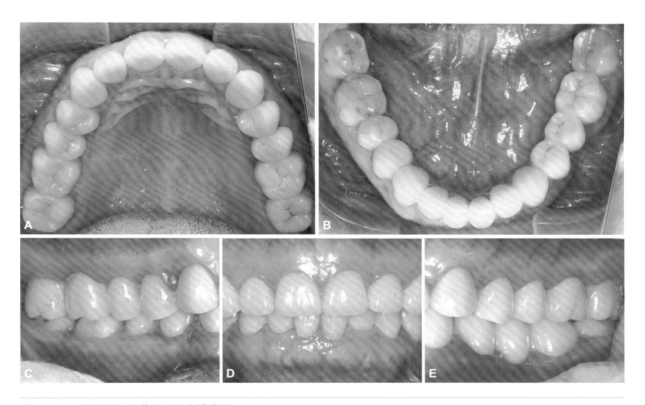

图 2-3-15　修复后口内像(牙尖交错位)

A. 上颌牙列咬合面　B. 下颌牙列咬合面　C. 右侧后牙区颊面　D. 前牙区唇面　E. 左侧后牙区颊面

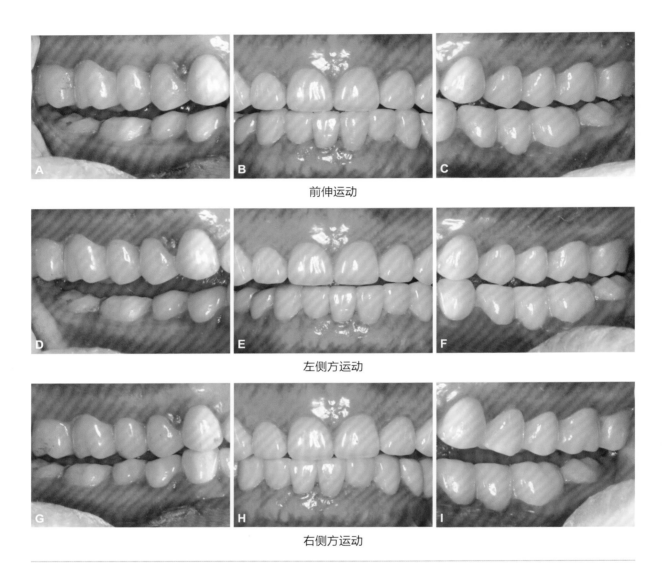

前伸运动

左侧方运动

右侧方运动

图 2-3-16　修复后口内像（功能运动）

A. 右侧后牙区的前伸运动　B. 前牙区的前伸运动　C. 左侧后牙区的前伸运动　D. 右侧后牙区的左侧方运动　E. 前牙区的左侧方运动　F. 左侧后牙区的左侧方运动　G. 右侧后牙区的右侧方运动　H. 前牙区的右侧方运动　I. 左侧后牙区的右侧方运动

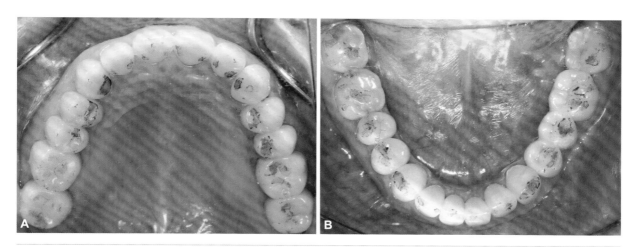

图 2-3-17 修复后口内像（咬合接触点）
A. 上颌牙列咬合面　B. 下颌牙列咬合面

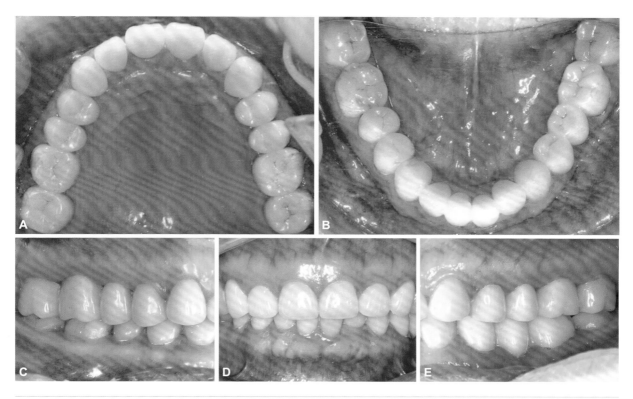

图 2-3-18 第 4 年随访口内像（牙尖交错位）
A. 上颌牙列咬合面　B. 下颌牙列咬合面　C. 右侧后牙区颊面　D. 前牙区唇面　E. 左侧后牙区颊面

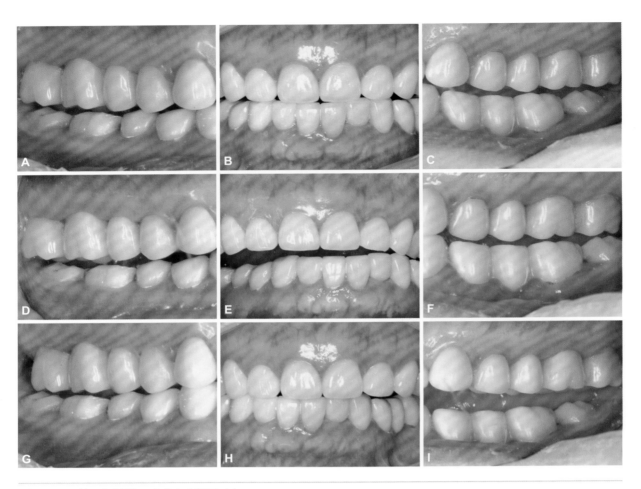

图 2-3-19　第 4 年随访口内像（功能运动）
A. 右侧后牙区的前伸运动　B. 前牙区的前伸运动　C. 左侧后牙区的前伸运动　D. 右侧后牙区的左侧方运动　E. 前牙区的左侧方
运动　F. 左侧后牙区的左侧方运动　G. 右侧后牙区的右侧方运动　H. 前牙区的右侧方运动　I. 左侧后牙区的右侧方运动

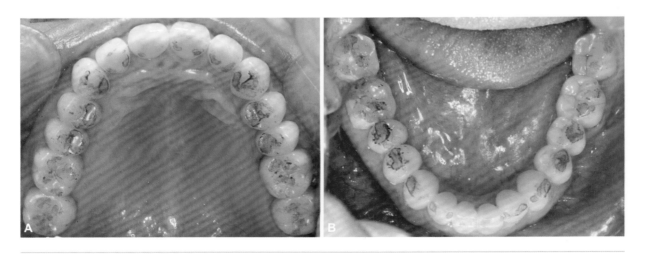

图 2-3-20　第 4 年随访口内像（咬合接触点）
A. 上颌牙列咬合面　B. 下颌牙列咬合面

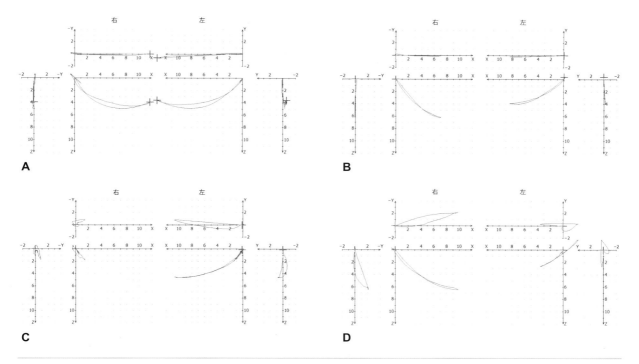

图 2-3-21　第 4 年随访,髁突运动轨迹描记结果示口颌系统功能良好
A. 张、闭口运动　B. 前伸运动　C. 右侧方运动　D. 左侧方运动

【术后并发症及处理】

术后无并发症。

【经验与体会】

患者呈偏短面型,下颌相对上颌偏大,容易造成牙弓前段磨损。下颌后退代偿形成 I 类牙性关系,造成髁突向后牵拉颞肌和颞下颌制带产生疼痛,推挤关节盘前移位造成右侧关节弹响。当去除咬合的影响后,右侧关节的弹响可以消失,下颌运动能恢复正常,这提示该患者口颌系统还未出现器质性病损。该病例的治疗需前移下颌,恢复盘髁关系,消除不利的关节负荷,从而消除疼痛和弹响;然后让下颌顺时针旋转,使上、下颌的矢状向位置协调,使面下 1/3 的外形改善,并同时提供足够的修复空间用于调整𬌗平面斜度。

用诊断蜡型翻制过渡性修复体,可以替代咬合板,使治疗的舒适度提高,患者的美观也能即刻得到改善,但是这样的操作对医技配合和临床调𬌗的要求比较高,需要根据实际情况选择采用。该病例在最终修复过程中准确地实现了咬合的设计,而美观还有提升的空间。

（兰婷婷　殷晓丽）

四、病例四：内倾型深覆𬌗特征性磨损（1）

【病例摘要】

中年男性患者，出现内倾型深覆𬌗的特征性磨损。戴用咬合板 1 年打开咬合间隙后，拟行咬合重建治疗。临床检查和下颌运动功能分析均提示原有咬合板确定的治疗颌位错误，需重新制订治疗计划。经分析病因、评估口颌系统的功能状态后，重新制做戴用过渡性修复体使口颌系统功能恢复正常；最后修复。长期随访观察，治疗效果稳定，口颌系统健康，功能良好。

【病例简介】

56 岁男性患者，因牙列磨损多年就诊（图 2-4-1）。患者 1 年前开始戴用咬合板打开咬合间隙，现临床检查及颞下颌关节影像学检查未见明显异常，拟行固定修复。

口内检查：内倾型深覆𬌗；上颌前牙舌面、下颌前牙唇面以及后牙𬌗面重度磨损，16、17 为不良修复体，13 缺失，牙周状况不佳，戴用下颌咬合板（图 2-4-2~图 2-4-4）。

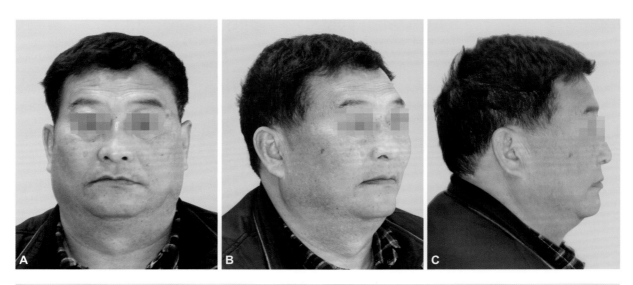

图 2-4-1 初诊时面像
A. 正面像　B. 右侧 45° 面像　C. 右侧面像

临床检查：咀嚼肌触诊未触及明显异常；双侧颞下颌关节未扪及杂音；张口度大于3横指，张口不偏；前伸和侧方运动范围不足。

影像学检查：患者为短面型，下颌骨相对上颌骨大；戴咬合板后下颌后退并发生顺时针旋转（+4°），面下1/3高度增加（图2-4-5，图2-4-6）。

辅助检查：患者戴用咬合板后，下颌运动轨迹出现异常表现：患者戴用咬合板后闭口有早接触，引导下颌后退达到牙尖交错位；与该后退动作相对应，在闭口末期双侧颞下颌关节均出现杂音（图2-4-7）。

转移咬合关系上𬌗架：分析发现该咬合板会诱导下颌后退、顺时针旋转，与下颌运动描记和关节杂音分析的结果相符（图2-4-8，图2-4-9）。

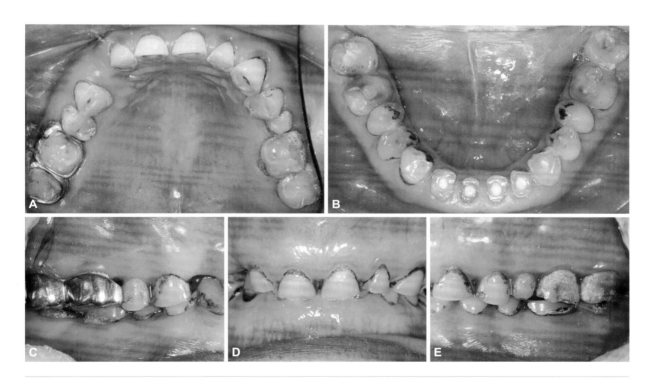

图2-4-2　术前口内像（牙尖交错位）
A. 上颌牙列咬合面　B. 下颌牙列咬合面　C. 右侧后牙区　D. 前牙区　E. 左侧后牙区

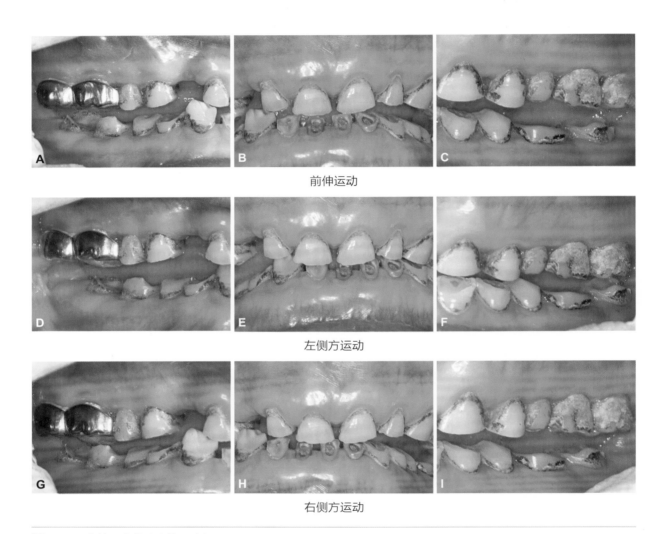

前伸运动

左侧方运动

右侧方运动

图 2-4-3　术前口内像（功能运动）
A. 右侧后牙区的前伸运动　B. 前牙区的前伸运动　C. 左侧后牙区的前伸运动　D. 右侧后牙区的左侧方运动　E. 前牙区的左侧方运动　F. 左侧后牙区的左侧方运动　G. 右侧后牙区的右侧方运动　H. 前牙区的右侧方运动　I. 左侧后牙区的右侧方运动

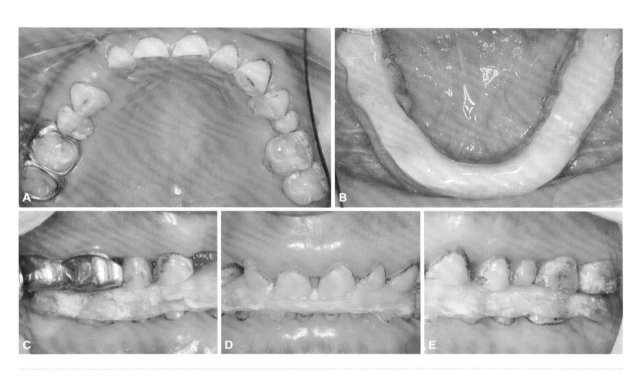

图 2-4-4　术前口内像（戴用咬合板）

A. 上颌牙列咬合面　B. 下颌牙列咬合面　C. 右侧后牙区　D. 前牙区　E. 左侧后牙区

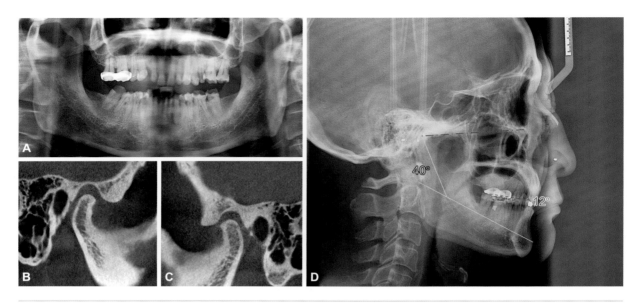

图 2-4-5 初诊时影像学检查（未戴咬合板）

A. 全景片示颌骨左右对称，16、17 不良修复体　B、C. CT 示左（C）、右（B）侧颞下颌关节，右侧髁突略后退，其余未见明显异常
D. X 线头影测量侧位片示下颌弓角 40°（黄色示），𬌗平面斜度 12°（红色示），面下 1/3 高度正常

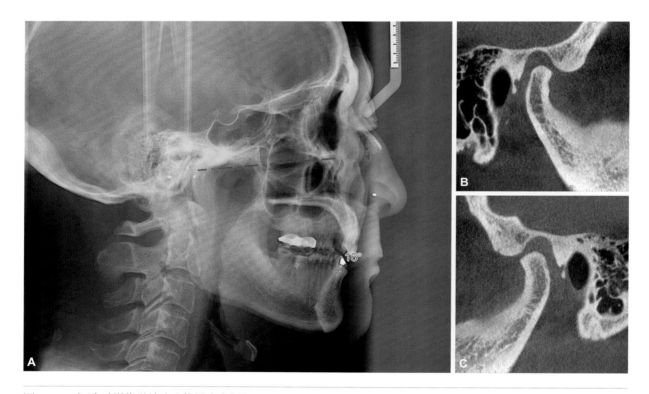

图 2-4-6 初诊时影像学检查（戴用咬合板）

A. X 线头影测量侧位片示𬌗平面斜度 16°（红色示），下颌顺时针旋转　B、C. 关节 CT 示双侧髁突前、下移，髁凹关系改善

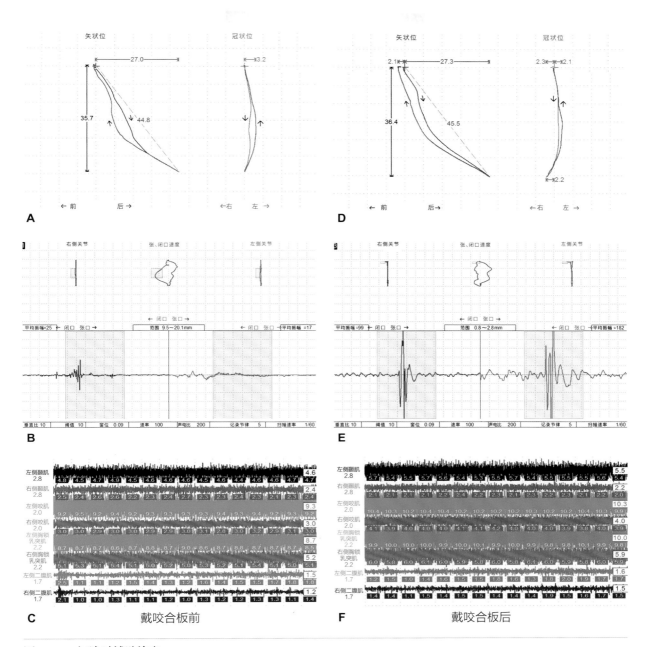

图 2-4-7　初诊时辅助检查

A. 戴咬合板前,下颌运动轨迹正常　B. 双侧颞下颌关节无杂音　C. 咀嚼肌功能欠佳　D. 戴咬合板后,下颌于闭口末期向后退
E. 伴有双侧颞下颌关节杂音　F. 咀嚼肌功能较戴咬合板前无改善

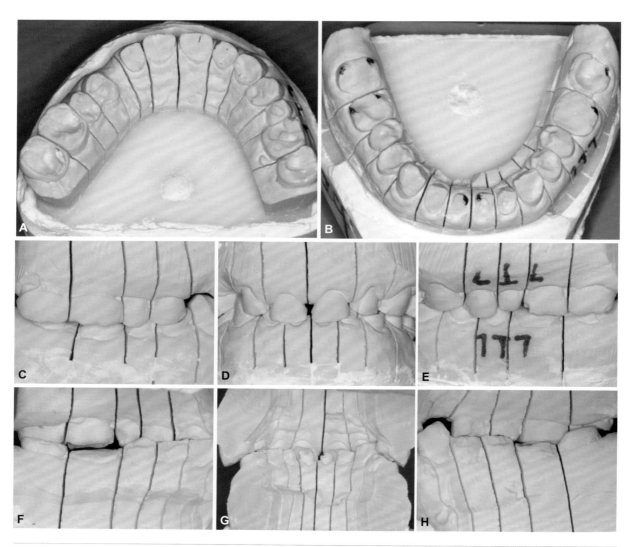

图 2-4-8　模型分析（牙尖交错位）

A. 上颌牙列咬合面　B. 下颌牙列咬合面　C. 右侧后牙区颊面　D. 前牙区唇面　E. 左侧后牙区颊面　F. 左侧后牙区舌面　G. 前牙区舌面　H. 右侧后牙区舌面

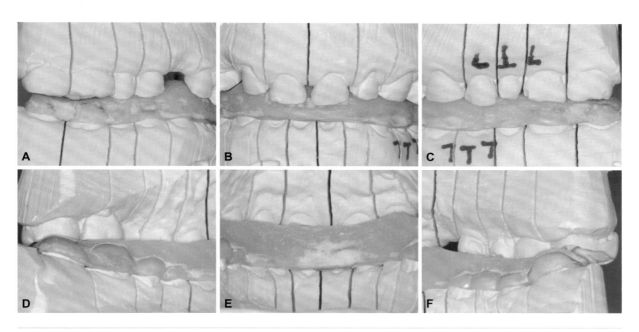

图 2-4-9 模型分析（戴用咬合板）

A. 右侧后牙区颊面　B. 前牙区唇面　C. 左侧后牙区颊面　D. 左侧后牙区舌面　E. 前牙区舌面　F. 右侧后牙区舌面

【临床决策与治疗过程】

（一）第一次临床决策

上述检查结果相互印证，提示戴用咬合板获得的治疗颌位（TP₁）错误，未能恢复口颌系统的健康和正常生理功能，需要重新设计治疗计划。

1. 病理生理分析　患者为短面型，下颌弓角大，𬌗平面斜度小，下颌骨相对上颌骨过大；内倾型深覆𬌗造成严重的前牙阻挡，形成后旋张口习惯（图 2-4-10）。这样的运动模式导致患者的上颌前牙舌面与下颌前牙唇面磨损成斜面；后牙𬌗面撞击形成凹坑，这是内倾型深覆𬌗患者特征性的磨损方式。内倾型深覆𬌗将相对过大的下颌锁定在后退位，而患者戴用的咬合板并没有消除上述有害因素，反而使下颌发生顺时针旋转，进一步加重深覆𬌗对下颌的"后退锁定"，导致下颌运动出现障碍，关节出现与下颌后退动作相对应的杂音。虽然通过旋转下颌，使髁突的空间位置有所改善，但并不能有效恢复口颌系统的功能和健康。

2. 临床决策　患者原有咬合板设计错误,目前口颌系统的健康和功能状态不适合进行下一步治疗,需要调整治疗方案。拟重新设计治疗颌位,去除深覆𬌗的锁定,前移下颌,再升高垂直距离使下颌顺时针旋转,提供修复空间并协调上、下颌骨关系。

3. 治疗过程　停戴原咬合板2周后记录改良参考位(MRP)(图2-4-11),以此为基础升高切导针到5.0作为新的治疗颌位(TP₂)(图2-4-12)。在此基础上,参考该患者的解剖和功能特点,将𬌗垫式义齿的𬌗平面斜度设计为15°,设计为尖-卵圆窝接触,尖牙保护𬌗(图2-4-13,图2-4-14)。戴用𬌗垫式义齿后,患者的下颌前移、逆时针旋转,面下1/3美观改善,患者对外貌变化认可。3个月后复查,无主观症状,临床检查咀嚼肌和颞下颌关节区无压痛,下颌运动不受限,运动时关节无杂音,张口型不偏。影像学检查可见患者下颌前移、逆时针旋转,有利于建𬌗,面下1/3高度正常(图2-4-15)。

辅助检查可见戴用𬌗垫式义齿后患者的咀嚼肌电生理功能改善,下颌运动轨迹平滑、协调可重复;关节杂音消失(图2-4-16)。

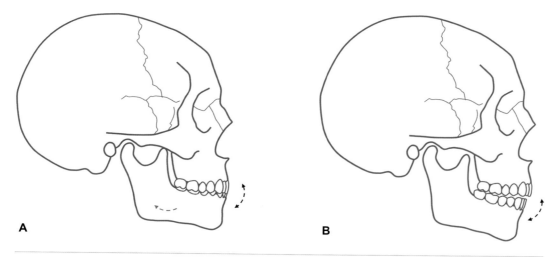

图 2-4-10　磨损机制分析

A.内倾型深覆𬌗会阻碍下颌功能运动,诱导下颌后退　B.形成后旋张口习惯

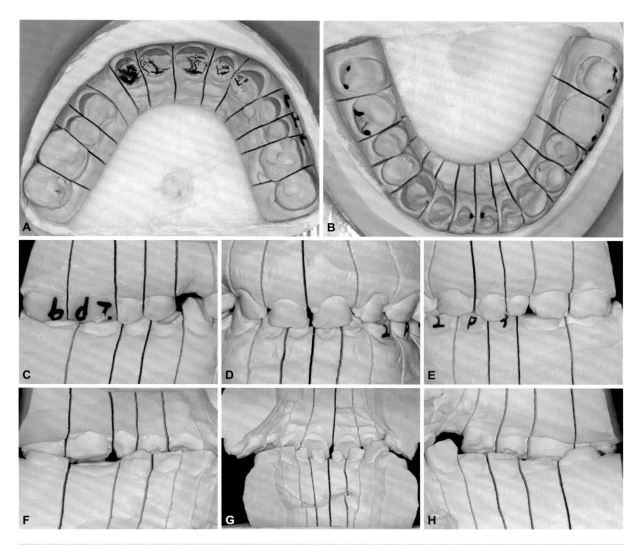

图 2-4-11　模型分析（对比 TP₁，改良参考位使下颌前移）

A. 上颌牙列咬合面　B. 下颌牙列咬合面　C. 右侧后牙区颊面　D. 前牙区唇面　E. 左侧后牙区颊面　F. 左侧后牙区舌面　G. 前牙区舌面　H. 右侧后牙区舌面

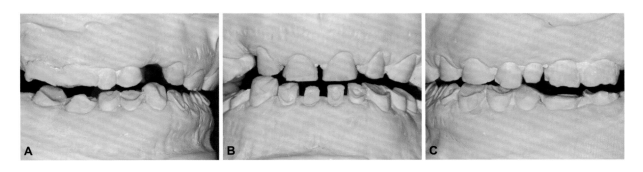

图 2-4-12　模型分析（以 MRP 为起点，切导针升高到 5.0，确定治疗颌位）

A. 右侧后牙区颊面　B. 前牙区唇面　C. 左侧后牙区颊面

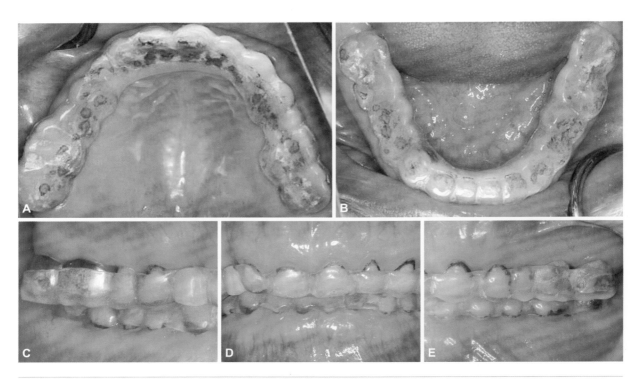

图 2-4-13　戴用拾垫式义齿后口内像（牙尖交错拾 + 咬合印迹）

A. 上颌牙列咬合面　B. 下颌牙列咬合面　C. 右侧后牙区颊面　D. 前牙区唇面　E. 左侧后牙区颊面

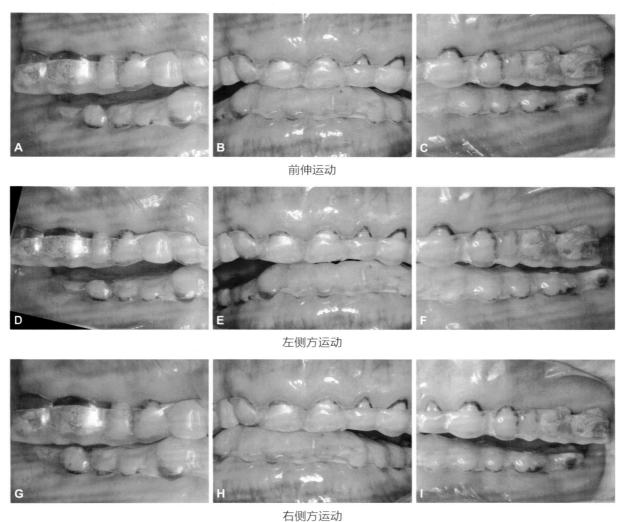

前伸运动

左侧方运动

右侧方运动

图 2-4-14　戴用𬌗垫式义齿后口内像（功能运动）

A. 右侧后牙区的前伸运动　B. 前牙区的前伸运动　C. 左侧后牙区的前伸运动　D. 右侧后牙区的左侧方运动　E. 前牙区的左侧方运动　F. 左侧后牙区的左侧方运动　G. 右侧后牙区的右侧方运动　H. 前牙区的右侧方运动　I. 左侧后牙区的右侧方运动

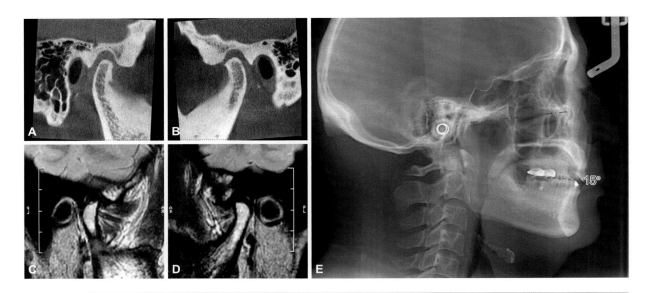

图 2-4-15 影像学检查（戴用殆垫式义齿后）

A、B. CT 未见明显异常　C、D. MRI 示盘髁关系正常　E. X 线头影测量侧位片示殆平面斜度下降，预估增加的修复空间可将殆平面斜度增加到约 15°（红色示）

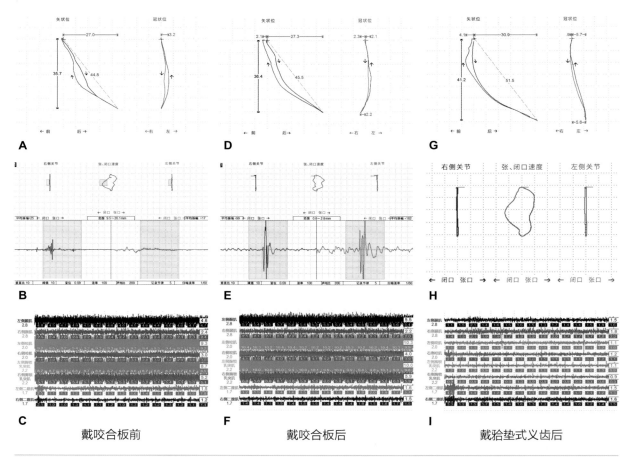

戴咬合板前	戴咬合板后	戴殆垫式义齿后

图 2-4-16 辅助检查（戴用殆垫式义齿后，与戴用前进行对比）

A~F. 对比术前辅助检查结果（见图 2-4-7）　G. 戴殆垫式义齿后，下颌运动轨迹恢复正常　H. 颞下颌关节杂音消失　I. 咀嚼肌功能恢复正常

（二）第二次临床决策

1. 病理生理分析 患者戴用𬌗垫式义齿 3 个月后，症状和体征消失，影像学检查无明显异常，辅助检查指标正常。检查结果提示新确定的治疗颌位（TP_2）正确，适合建𬌗。

2. 临床决策 以治疗颌位（TP_2）为基础，参考患者的解剖和功能特点设计咬合。切道斜度常规应参照髁道斜度的数值设计，但这需要用正畸手段改变患者内倾的上颌前牙轴向，患者不能接受，故选择折中设计，在保留牙活髓的前提下，以全冠修复的方式调整切道斜度，使其略大于髁道斜度。

3. 治疗过程 在治疗颌位（TP_2）上制作诊断蜡型，略增加𬌗平面斜度，采用尖 - 卵圆窝接触和尖牙保护𬌗的设计（图 2-4-17，图 2-4-18）。扫描诊断蜡型并打印成树脂模型。根据患者的面型、微笑及唇齿关系，对打印树脂模型的外观进行修改，用临时修复材料翻制到口内，确认美观和功能调整到位（图 2-4-19）。制作用于稳定治疗颌位的咬合导板，在口内试戴调整（图 2-4-20）。上述准备工作完成后，可以开始临床操作。

第一步：以颌位导板为参照确定治疗颌位。预备不与颌位导板接触的天然牙，制取中间印模（图 2-4-21）。按诊断蜡型制作过渡性修复体，并在颌位导板的引导下调𬌗，达到均匀稳定的正中咬合接触（图 2-4-22）。完成后，过渡性修复体就能替代颌位导板，起到稳定治疗颌位的作用。

第二步：以过渡性修复体稳定治疗颌位。预备剩余天然牙，制取工作模，制作剩余的过渡性修复体（图 2-4-23）。

第三步：扫描模型。分别扫描原始牙列模型（全部为天然牙）、中间模型（部分天然牙 + 部分预备体）和工作模型（全部为预备体），将数字化模型重叠对位，治疗颌位（TP_2）的信息就可以从天然牙列模型经过中间模型传递到工作模型。在此基础上，可以设计、打印咬合记录用于交叉上𬌗架（图 2-4-24）。经过两次交叉上𬌗架（原始牙列对工作模、工作模对工作模），可以将治疗颌位（TP_2）的信息从原始牙列模型准确传递到工作模型（图 2-4-25）。

第四步：设计、制作修复体。扫描完成的诊断蜡型，将其与工作模型重叠；两者的体积差，可以作为设计制作永久修复体的依据。数控切削最终修复体，再对修复体的非咬合区域进行美观修饰（图 2-4-26）。修复体制作完成后，试戴、调𬌗、粘接，实现咬合设计（图 2-4-27~图 2-4-29）。永久修复后，患者美观和口颌系统功能均得到改善。4 年随访，患者修复后无症状，修复效果稳定，口颌系统功能持续改善（图 2-4-30）。

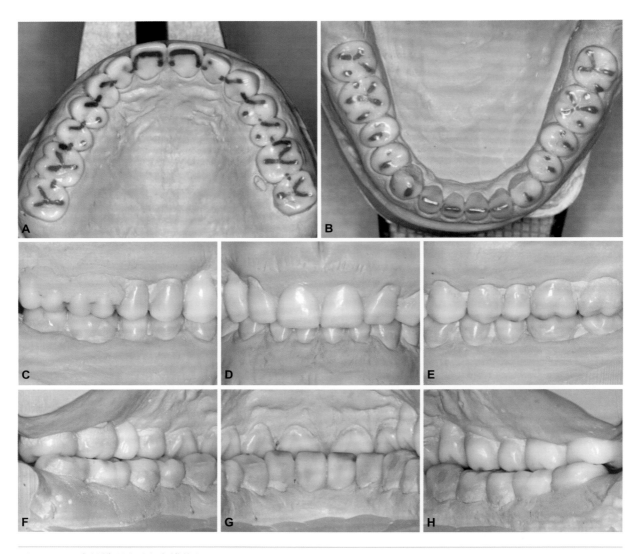

图 2-4-17　诊断蜡型（牙尖交错位）

A. 上颌牙列咬合面　B. 下颌牙列咬合面　C. 右侧后牙区颊面　D. 前牙区唇面　E. 左侧后牙区颊面　F. 左侧后牙区舌面　G. 前牙区舌面　H. 右侧后牙区舌面

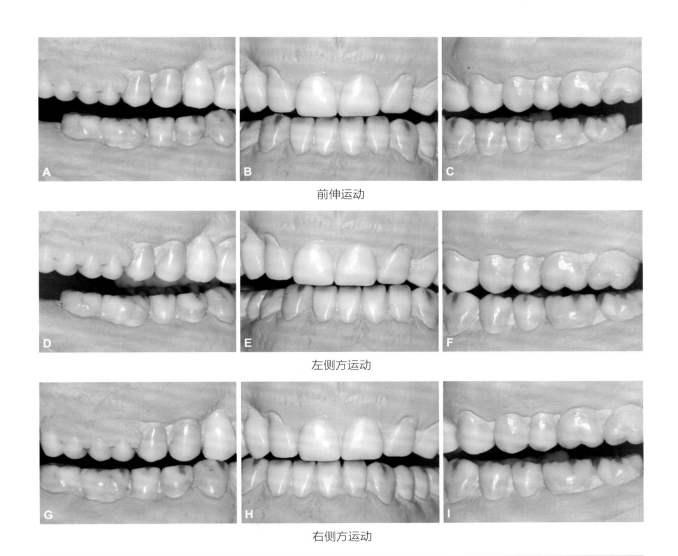

前伸运动

左侧方运动

右侧方运动

图 2-4-18　诊断蜡型（功能运动）

A. 右侧后牙区的前伸运动　B. 前牙区的前伸运动　C. 左侧后牙区的前伸运动　D. 右侧后牙区的左侧方运动　E. 前牙区的左侧方运动　F. 左侧后牙区的左侧方运动　G. 右侧后牙区的右侧方运动　H. 前牙区的右侧方运动　I. 左侧后牙区的右侧方运动

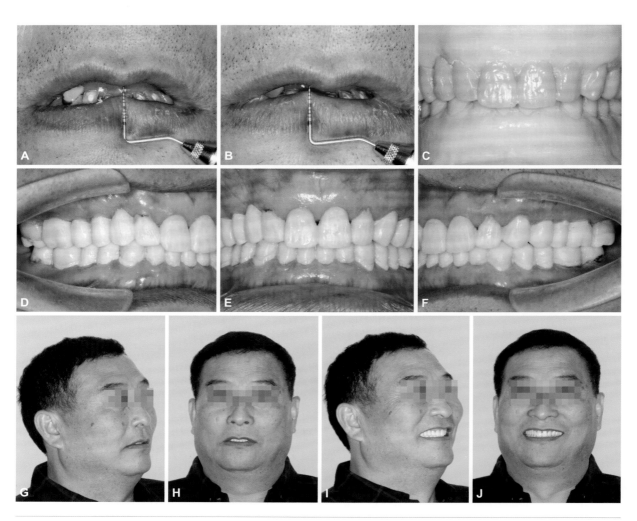

图 2-4-19　美观和功能考量：口内 Mock-up，调改外形

A. 测量中切牙与上唇的位置关系　B. 测量侧切牙与上唇的位置关系　C. 根据测量结果，在打印的诊断蜡型上调整外观　D~F. 将调整后的蜡型翻制到口内确认美观，并评价面型的变化　G. 右侧 45° 面像　H. 正面像　I. 右侧 45° 微笑像　J. 正面微笑像

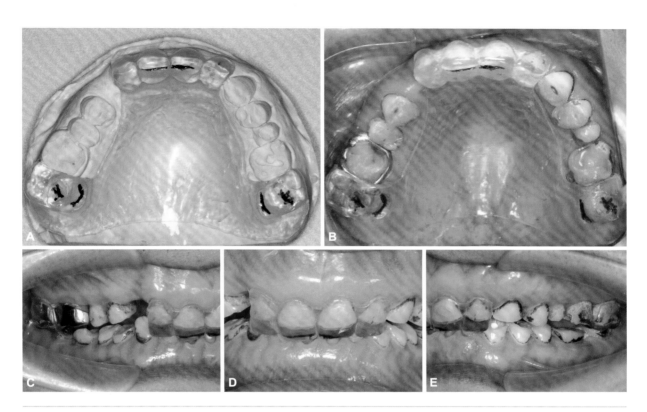

图 2-4-20　制作颌位导板，用于牙体预备过程中稳定治疗颌位，并在口内试戴颌位导板

A. 制作颌位导板，在前牙区和双侧后牙区设计 3 个接触点，形成平面支撑　B. 上颌牙列咬合面　C. 右侧后牙区颊面　D. 前牙区唇面
E. 左侧后牙区颊面

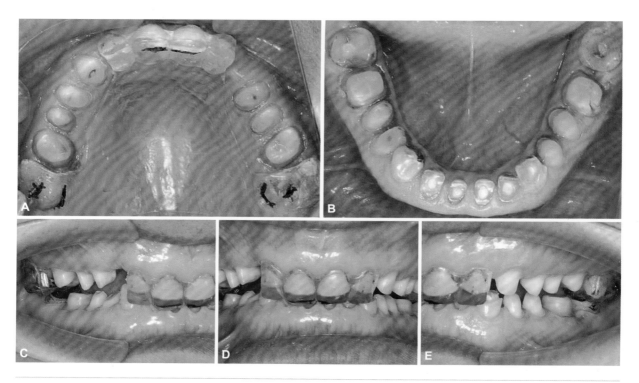

图 2-4-21　预备第一步：颌位导板确定治疗颌位不改变

A. 上颌牙列咬合面　B. 下颌牙列咬合面　C. 右侧后牙区颊面　D. 前牙区唇面　E. 左侧后牙区颊面

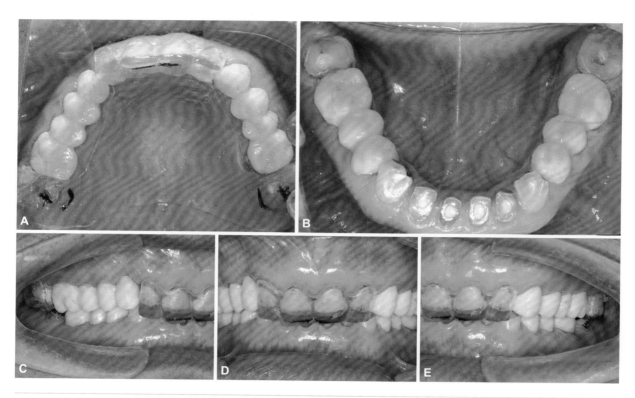

图 2-4-22　以颌位导板为参照，试戴过渡性修复体并精细调𬌗

A. 上颌牙列咬合面　B. 下颌牙列咬合面　C. 右侧后牙区颊面　D. 前牙区唇面　E. 左侧后牙区颊面

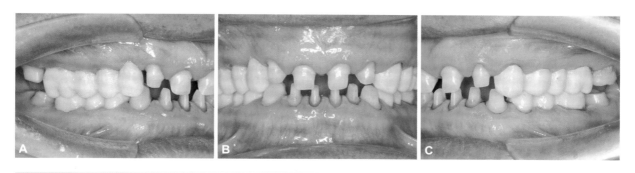

图 2-4-23　以过渡性修复体稳定治疗颌位，完成牙体预备

A. 右侧后牙区颊面　B. 前牙区唇面　C. 左侧后牙区颊面

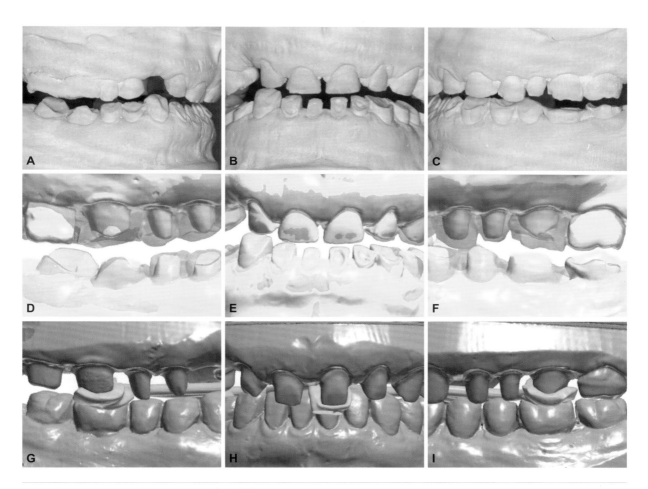

图 2-4-24　采用数字化技术传递治疗颌位信息，设计打印咬合记录用于交叉上𬌗架

A~C. 第一步，扫描𬌗架上用原始天然牙模型设定的治疗颌位信息：右侧后牙区颊面（A）；前牙区唇面（B）；左侧后牙区颊面（C）　D~F. 第二步，扫描牙体预备后的工作模型，与第一步扫描的天然牙模型重叠，将颌位关系信息传递给工作模型：右侧后牙区颊面（D）；前牙区唇面（E）；左侧后牙区颊面（F）　G~I. 第三步，用上颌工作模型和下颌原始天然牙模型的颌位关系设计颌位导板：右侧后牙区颊面（G）；前牙区唇面（H）；左侧后牙区颊面（I）

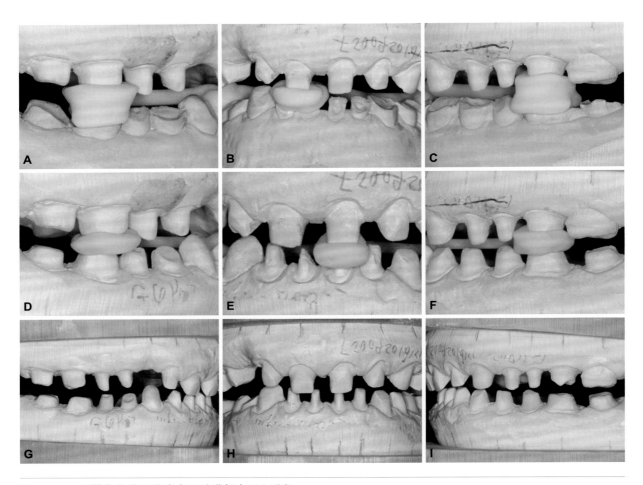

图 2-4-25　用数字化设计的咬合记录进行交叉上𬌗架

A~C. 第一步,用打印的颌位导板(上颌工作模型,下颌天然牙),将上颌工作模型交叉上𬌗架:右侧后牙区颊面(A);前牙区唇面(B);左侧后牙区颊面(C)　D~F. 第二步,用打印的颌位导板(上颌工作模型,下颌工作模型),将下颌工作模型交叉上𬌗架:右侧后牙区颊面(D);前牙区唇面(E);左侧后牙区颊面(F)　G~I. 第三步,交叉上𬌗架完成后,治疗颌位传递给工作模型:右侧后牙区颊面(G);前牙区唇面(H);左侧后牙区颊面(I)

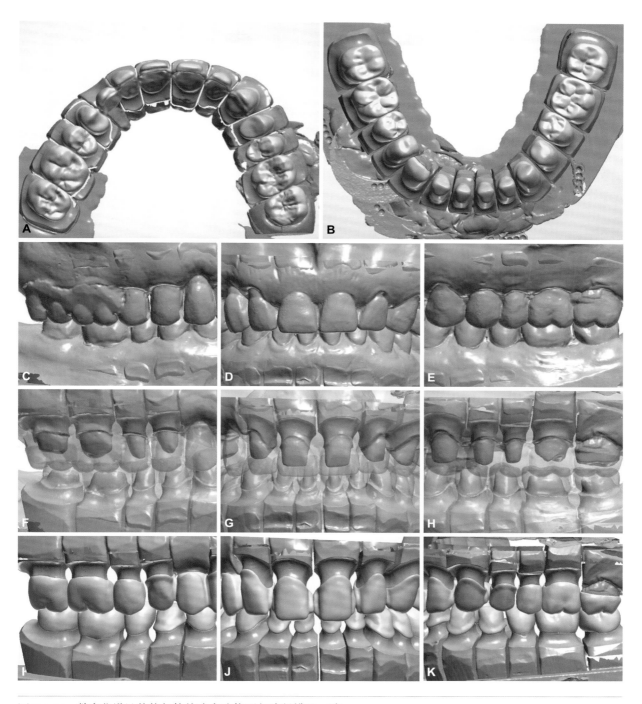

图 2-4-26　数字化设计使修复体的咬合功能面与诊断蜡型一致

A. 数字化设计最终修复体的上颌牙列咬合面　B. 数字化设计最终修复体的下颌牙列咬合面　C~E. 第一步, 扫描蜡型, 与扫描的工作模型配准重叠: 右侧后牙区颊面（C）; 前牙区唇面（D）; 左侧后牙区颊面（E）　F~H. 第二步, 布尔运算, 用蜡型减去工作模型, 计算修复体空间: 右侧后牙区颊面（F）; 前牙区唇面（G）; 左侧后牙区颊面（H）　I~K. 第三步, 根据计算结果设计修复体的咬合面外形: 右侧后牙区颊面（I）; 前牙区唇面（J）; 左侧后牙区颊面（K）

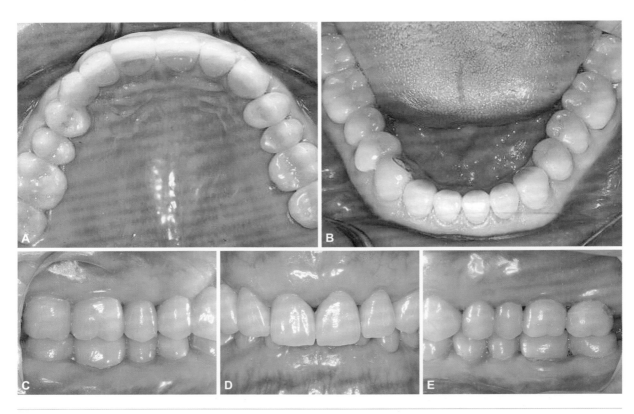

图 2-4-27　修复后口内像（牙尖交错位）

A. 上颌牙列咬合面　B. 下颌牙列咬合面　C. 右侧后牙区颊面　D. 前牙区唇面　E. 左侧后牙区颊面

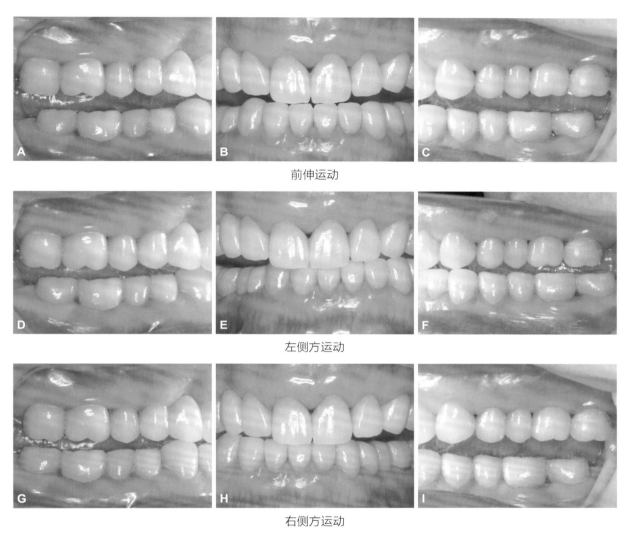

前伸运动

左侧方运动

右侧方运动

图 2-4-28 修复后口内像（功能运动）

A. 右侧后牙区的前伸运动　B. 前牙区的前伸运动　C. 左侧后牙区的前伸运动　D. 右侧后牙区的左侧方运动　E. 前牙区的左侧方运动　F. 左侧后牙区的左侧方运动　G. 右侧后牙区的右侧方运动　H. 前牙区的右侧方运动　I. 左侧后牙区的右侧方运动

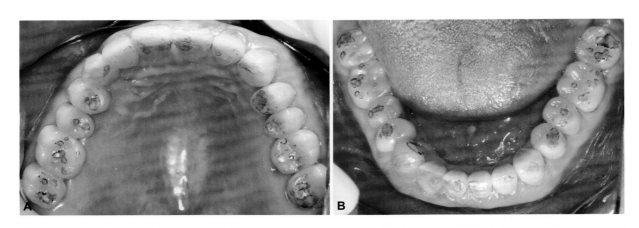

图 2-4-29　修复后口内像（咬合接触点）

A. 上颌牙列咬合面　B. 下颌牙列咬合面

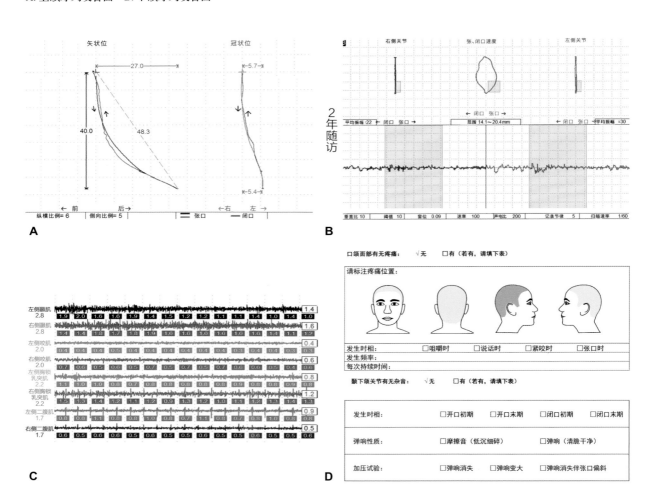

图 2-4-30　随访 2 年：口颌系统功能良好

A. 下颌运动轨迹正常　B. 双侧颞下颌关节无杂音　C. 咀嚼肌电生理功能正常　D. 无临床症状或体征

【术后并发症及处理】

术后无并发症。

【经验与体会】

咬合重建常见的错误是仅凭简单的临床检查和患者自述的症状变化就作出判断，而忽略重要的影像学检查和辅助检查。如果盲目地从过渡性修复体（活动义齿或咬合板）进入到下一个不可逆的治疗环节（往往是固定修复），非常容易失败。例如，临床常有患者在长期戴用活动修复体后，自我感觉良好，无明显临床症状；若按照活动修复体的颌位和咬合设计来进行不可逆的固定修复，术后患者往往会出现各种临床症状。该病例就是一个典型，一个错误的咬合板，并没有去除患者磨损的病因，而医师如果仅仅依据患者的主观症状作出判断，就会出错。贸然进行最后的固定修复，有很高的失败风险。

正确的治疗设计，是成功的关键。患者初诊时戴用的咬合板不仅没有消除症状，反而加重了上下颌的不协调，不利于口颌系统的健康，导致亚临床的颞下颌关节杂音。调整治疗颌位后，下颌前移到与上颌相对协调的位置利于建𬌗，同时消除口颌系统的异常负担，利于口颌系统的功能恢复和长期健康，表现为下颌运动功能明显改善和关节杂音消失。借助高敏感性的辅助检查手段和检查方法，可以发现这些亚临床体征，辅助准确判断口颌系统功能状态。发现错误后，要即时修改治疗计划，重新制作𬌗垫式义齿，去除患者的磨损病因，协调上、下颌关系；验证治疗计划正确之后，才可进行不可逆的永久修复。该患者牙列磨损严重，固定修复以全冠为主。在牙体预备过程中，利用数字化手段，可以实现颌位关系的精确传递，简化操作流程，缩短操作时间。

（王　鑫　夏应锋）

五、病例五：内倾型深覆𬌗特征性磨损（2）

【病例摘要】

老年男性患者，出现内倾型深覆𬌗特征性磨损。口颌系统功能正常，健康状况良好。针对病因制订治疗计划，利用过渡性修复体调整颌位并确认治疗方案正确后，采用不可逆修复手段，进行咬合重建。重建后长期随访观察，效果稳定。

【病例简介】

61 岁男性患者，因牙列磨损多年就诊（图 2-5-1）。

口内检查：25—27、47 缺失，46 残根，17、37 为不良修复体，余留天然牙呈内倾型深覆𬌗特征性磨损，牙周健康状况不良（图 2-5-2）。

临床检查：触诊咀嚼肌、关节区无压痛；双侧颞下颌关节未扪及杂音；下颌运动不受限，开口不偏。

影像学检查：患者下颌弓角大，下颌骨相对上颌骨过大，呈水平生长发育趋势。𬌗平面斜度大，面下 1/3 高度无明显异常。

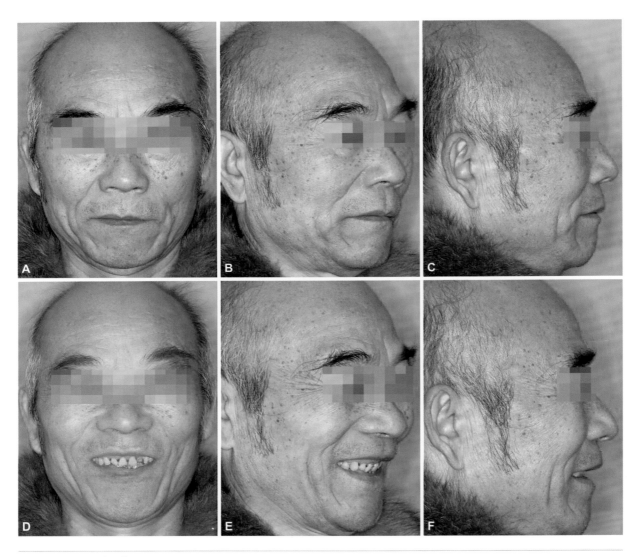

图 2-5-1　初诊时面像

A. 正面像　B. 右侧 45° 面像　C. 右侧面像　D. 正面微笑像　E. 右侧 45° 微笑像　F. 右侧微笑像

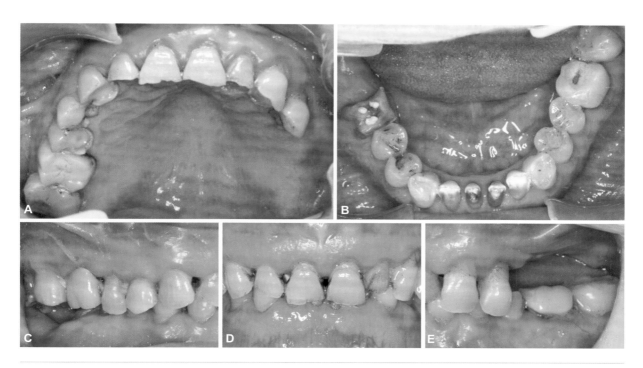

图 2-5-2　术前口内像（牙尖交错位）
A. 上颌牙列咬合面　B. 下颌牙列咬合面　C. 右侧后牙区　D. 前牙区　E. 左侧后牙区

　　就诊时，患者在外院拍摄的全景片示 25 根折，26、27 牙周破坏明显（初诊时已拔除）。外院 X 线头影测量侧位片（ICP 位拍摄）示 25—27 区域已植入种植体（图 2-5-3）。

　　辅助检查：双侧关节运动平滑对称，无杂音（图 2-5-4）。

　　转移咬合关系上𬌗架：分析发现患者的牙尖交错位相对改良参考位后退（图 2-5-5，图 2-5-6）。

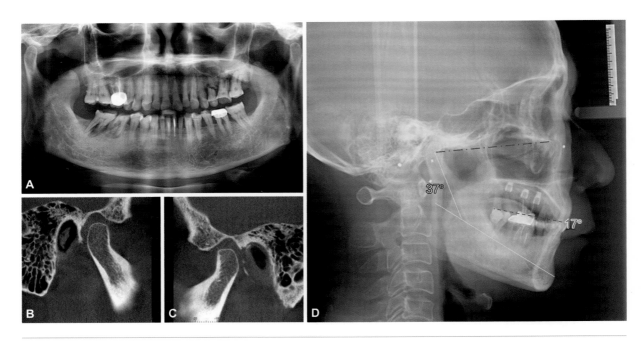

图 2-5-3　影像学检查（牙尖交错位）

A. 患者在外院拍摄的全景片示颌骨左右对称,18 阻生,16、36 不良修复体,25、27 根折,26、27、47 牙周明显破坏　B、C.CT 示左（C）、右（B）侧颞下颌关节,未见明显异常　D.X 线头影测量侧位片示下颌弓角 37°（黄色示）,𬌗平面斜度 17°（红色示）,面下 1/3 高度正常

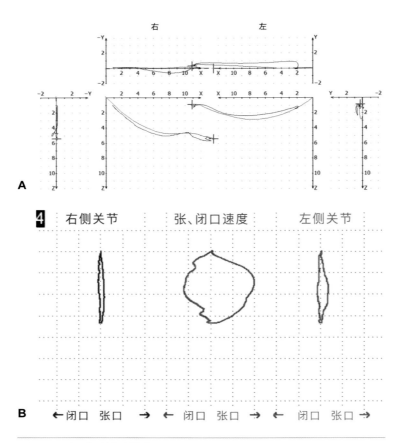

图 2-5-4　初诊时辅助检查

A. 张、闭口运动时双侧髁突运动轨迹未见异常　B. 双侧关节无明显杂音

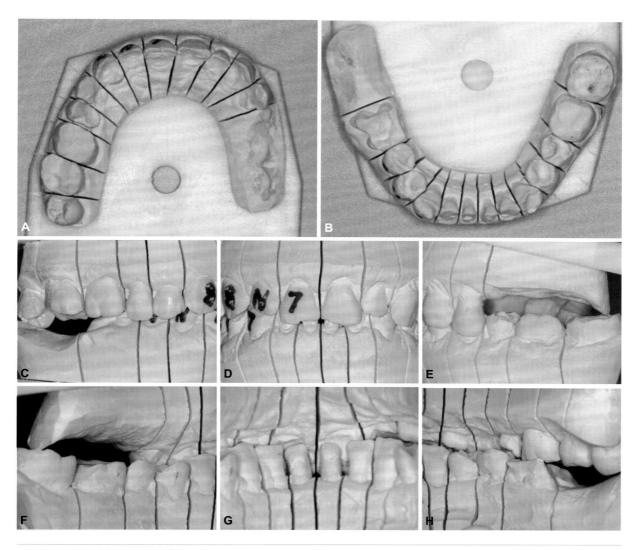

图 2-5-5　模型分析（牙尖交错位）

A. 上颌牙列咬合面　B. 下颌牙列咬合面　C. 右侧后牙区颊面　D. 前牙区唇面　E. 左侧后牙区颊面　F. 左侧后牙区舌面　G. 前牙区舌面　H. 右侧后牙区舌面

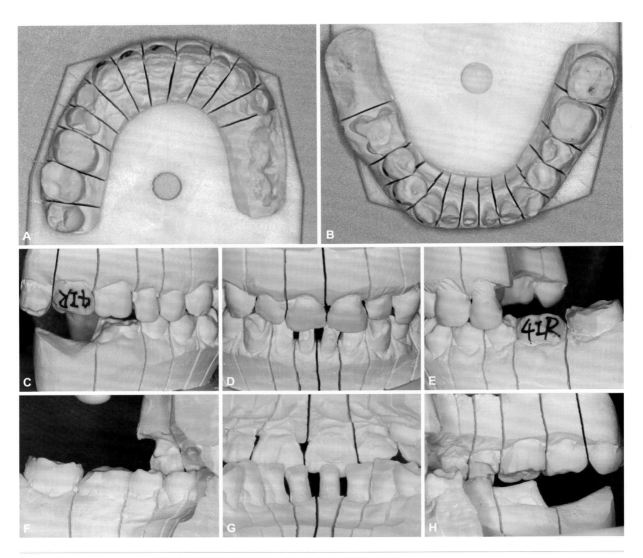

图 2-5-6　模型分析（改良参考位）

A. 上颌牙列咬合面　B. 下颌牙列咬合面　C. 右侧后牙区颊面　D. 前牙区唇面　E. 左侧后牙区颊面　F. 左侧后牙区舌面　G. 前牙区舌面　H. 右侧后牙区舌面

【临床决策与治疗过程】

（一）第一次临床决策

1. 病理生理分析　患者为短面型,出现内倾型深覆𬌗的典型磨损。上颌前牙舌面与下颌前牙唇面摩擦形成磨损斜面；后牙𬌗面形成凹坑状的缺损。通过磨损天然牙,深覆𬌗对下颌的"后退锁定"作用会逐渐减弱,关节受到的不良负担也会逐渐减轻。所以患者可以长期保持咬合与口颌系统的平衡状态,不出现明显的功能障碍。

2. 临床决策　首先调整颌位,协调上、下颌的空间位置,去除磨损病因,消除下颌运动的障碍,使口颌系统达到健康且功能良好的状态。

3. 治疗过程　以改良参考位（MRP）为基础,升高切导针到5.0,作为治疗颌位（TP）（图2-5-7）。在治疗颌位上设计制作有稳定尖窝锁结关系的𬌗垫式义齿,𬌗平面斜度设计为12°。戴用后,患者的下颌前移、逆时针旋转,颏部较原有牙尖交错位前移,下颌偏斜改善,患者对外貌变化认可（图2-5-8,图2-5-9）。3个月复查,患者自述无不适,咀嚼功能改善,期间患者自行于外院行口腔种植修复。临床检查咀嚼肌和颞下颌关节区无压痛,下颌运动不受限,运动时关节无杂音,张口型不偏。影像学检查可见患者髁凹关系、盘髁关系正常;下颌前移、逆时针旋转,𬌗平面斜度有利于建𬌗,面下1/3高度正常。辅助检查可见下颌运动平滑对称,双侧颞下颌关节无明显杂音（图2-5-10）。

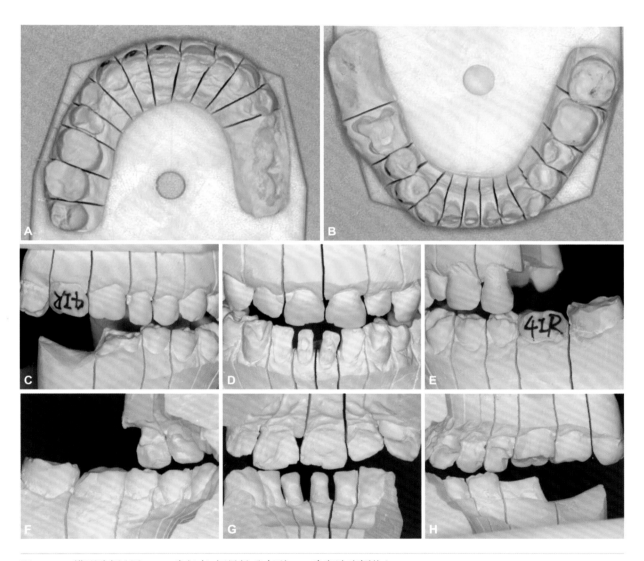

图2-5-7　模型分析（以 MRP 为起点,切导针升高到5.0,确定治疗颌位）
A. 上颌牙列咬合面　B. 下颌牙列咬合面　C. 右侧后牙区颊面　D. 前牙区唇面　E. 左侧后牙区颊面　F. 左侧后牙区舌面　G. 前牙区舌面　H. 右侧后牙区舌面

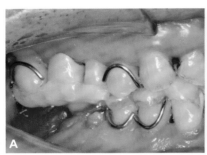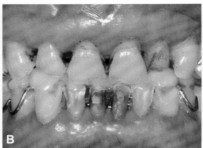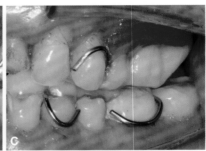

图 2-5-8　戴用𬌗垫式义齿后口内像（牙尖交错位）
A. 右侧后牙区颊面　B. 前牙区唇面　C. 左侧后牙区颊面

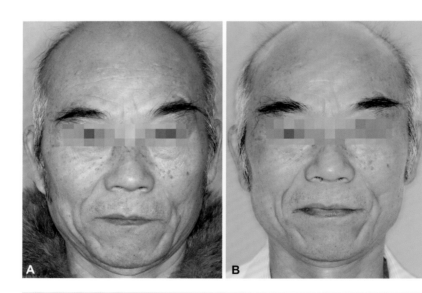

图 2-5-9　戴用𬌗垫式义齿前、后面像
A. 牙尖交错位　B. 治疗颌位

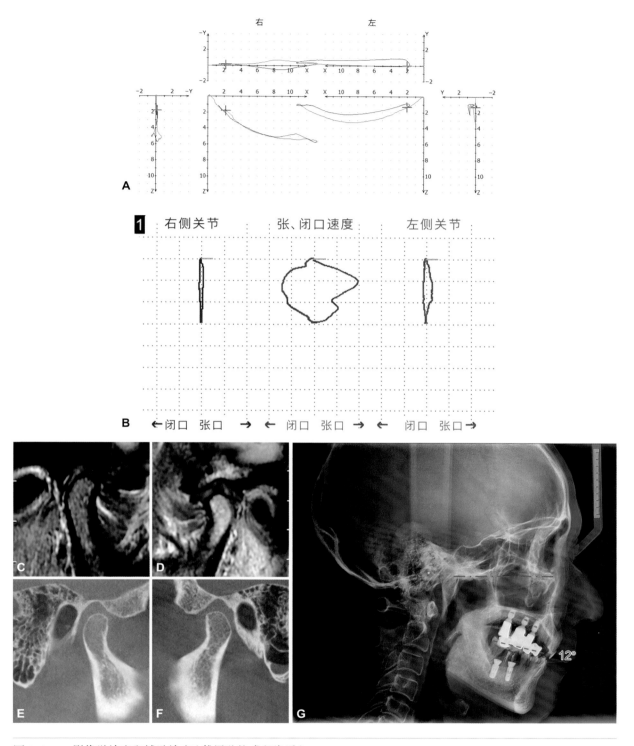

图 2-5-10　影像学检查和辅助检查（戴用殆垫式义齿后）

A. 张、闭口运动时，双侧髁突运动轨迹未见异常　B. 双侧颞下颌关节无明显杂音　C、D. MRI 示左（D）、右（C）侧颞下颌关节，盘髁关系正常　E、F. CT 示左（F）、右（E）侧颞下颌关节，未见明显异常　G. X 线头影测量侧位片预估殆平面可整平到 12°（红色示）

（二）第二次临床决策

1. 病理生理分析　患者戴用𬌗垫式义齿3个月，临床检查、影像学检查和辅助检查结果均提示过渡性修复体已有效改善上、下颌关系，达到咬合与口颌系统的协调状态；说明治疗计划正确，下一步可以在治疗颌位（TP）建𬌗。

2. 临床决策　制作诊断蜡型，设计略增加𬌗平面斜度，抵消后牙过度分离；再参考髁道斜度设计切道斜度和尖牙引导的斜度。与患者沟通，拟采用种植和全冠修复的方式进行咬合重建。

3. 治疗过程　在治疗颌位（TP）上制作诊断蜡型，设计为尖 - 卵圆窝接触和尖牙保护𬌗（图2-5-11，图2-5-12）。与患者确认美观后，按照蜡型的设计进行最终修复，精确实现咬合设计（图2-5-13）。永久修复后，患者美观和口颌系统功能均得到改善。随访3年半，修复效果稳定，口颌系统健康，功能良好。

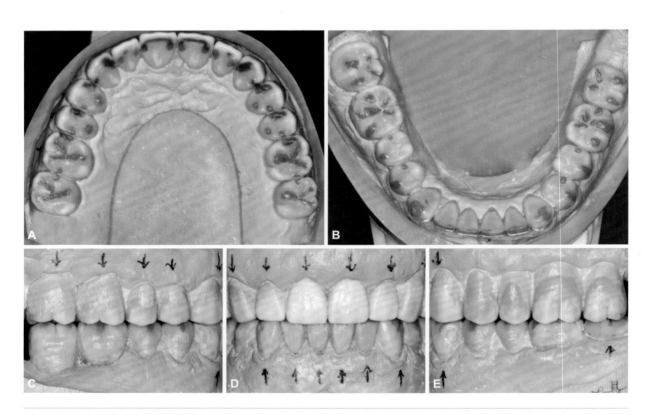

图 2-5-11　诊断蜡型（牙尖交错位）
A. 上颌牙列咬合面　B. 下颌牙列咬合面　C. 右侧后牙区颊面　D. 前牙区唇面　E. 左侧后牙区颊面

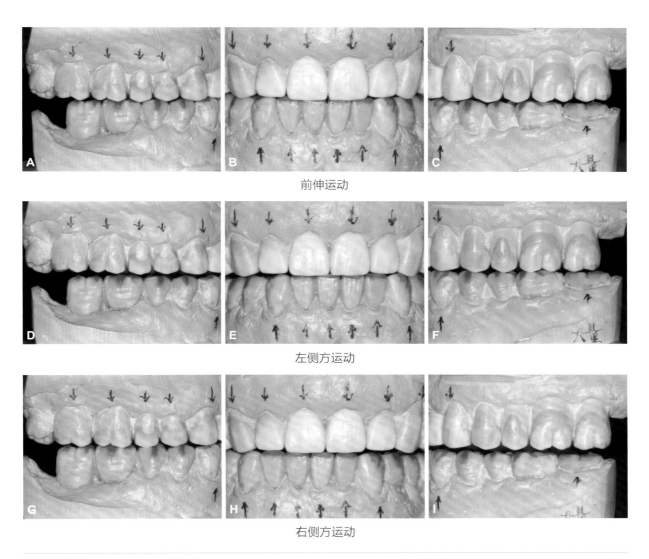

前伸运动

左侧方运动

右侧方运动

图 2-5-12 诊断蜡型（功能运动）

A. 右侧后牙区的前伸运动　B. 前牙区的前伸运动　C. 左侧后牙区的前伸运动　D. 右侧后牙区的左侧方运动　E. 前牙区的左侧方运动　F. 左侧后牙区的左侧方运动　G. 右侧后牙区的右侧方运动　H. 前牙区的右侧方运动　I. 左侧后牙区的右侧方运动

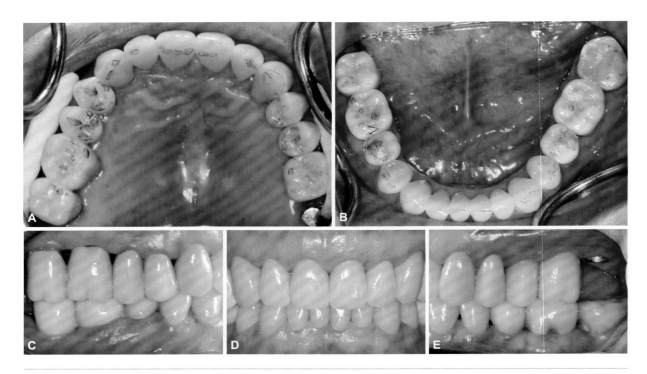

图 2-5-13　修复后口内像（牙尖交错位＋咬合印迹）
A. 上颌牙列咬合面　B. 下颌牙列咬合面　C. 右侧后牙区颊面　D. 前牙区唇面　E. 左侧后牙区颊面

【术后并发症及处理】

修复过程中，27 种植体Ⅰ度松动。术中选择放弃修复 27，卸载其功能负荷后观察；对 37 进行调𬌗，修改外形，暂不修复；待 27 种植体稳定性恢复后，择期按诊断蜡型设计修复 27、37。

【经验与体会】

患者过度内倾的上颌前牙限制了下颌的正常运动，继而出现典型的严重磨损。这种磨损释放了上下颌不协调导致的伤害性刺激，所以口颌系统处于代偿的平衡状态，属于简单病例。治疗这类病例，首先要去除深覆𬌗的锁结，前移下颌，协调上下颌关系；再通过升高𬌗垂直距离的方式获得修复空间，调整𬌗平面斜度。

从治疗计划的角度看，这是一个简单病例，但是该病例在治疗过程中出现的各种计划外的情况，是需要注意的。该患者在治疗过程中，先后两次自行于治疗计划外接受口腔种植修复，虽然都没有对最终的治疗目标造成实质性的影响，但这是个非常敏感且高风险的处置。咬合重建的治疗时间长，治疗计划复杂，环环相扣，治疗计划的每一步都需要严格质控。如果在治疗过程中，任何一步出现错误，都会在后续治疗过程中被传递放大,最后严重影响治疗效果。遵照治疗方案实施每一步操作,并且对每一个步骤进行严格的质量控制,这对保证最终的治疗效果至关重要。类似这样在治疗过程中不严格执行方案计划的情况,在临床工作中很多见,要特别注意避免。

（孟玉坤　殷晓丽）

六、病例六：全牙列均匀磨损

【病例摘要】

中年男性患者,面型介于短面型和均面型之间,发生全牙列重度磨损,口颌系统无明显功能障碍。这类病例的治疗相对简单,因其没有并发颞下颌关节的症状,且其下颌运动特点利于建立良好的相互保护状态,只需要按照解剖和功能特点设计治疗计划,修复磨损的牙列,重建咬合与口颌系统的和谐状态即可。

【病例简介】

43 岁男性患者,因牙列磨损多年就诊（图 2-6-1 ）。

口内检查：全牙列重度磨损（图 2-6-2 ）。

临床检查：咀嚼肌与关节区触诊未见明显异常,双侧颞下颌关节未扪及杂音,运动不受限,张口型不偏。

影像学检查：患者的面型介于短面型和均面型之间,略偏向短面型,下颌弓角偏大；上、下颌骨长度协调,下颌较上颌略偏后位,𬌗平面斜度适中（图 2-6-3 ）。

转移咬合关系上𬌗架：分析发现患者已丧失稳定的牙尖交错咬合,利用咬合记录辅助确定的牙尖交错位与改良参考位基本重合（图 2-6-4,图 2-6-5 ）。

【临床决策与治疗过程】

（一）第一次临床决策

1. 病理生理分析　患者下颌长度较上颌略偏大,但颌面部总体呈均面型。这样不相符的状态在严重磨损的患者中多见,严重磨损会改变原有咬合状态,掩盖磨损前上下颌关系的不协调（图 2-6-6 ）。患者的牙列经过磨损,下颌可能会代偿性移位,消除原有不协调,使咬合的各项功能指标达到了与口颌系统协调的代偿状态（图 2-6-7 ）。

2. 临床决策　患者牙列磨损严重,但口颌系统没有功能障碍,属于简单病例。首先用过渡性修复体打开咬合,建立稳定的接触并确定治疗颌位。

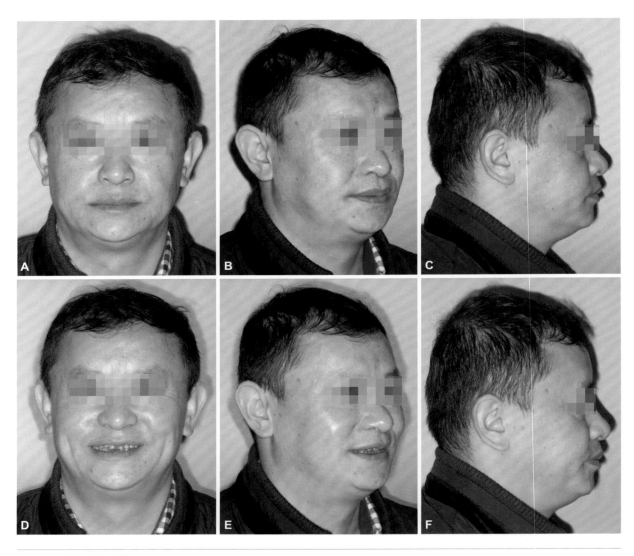

图 2-6-1　初诊时面像

A. 正面像　B. 右侧 45° 面像　C. 右侧面像　D. 正面微笑像　E. 右侧 45° 微笑像　F. 右侧微笑像

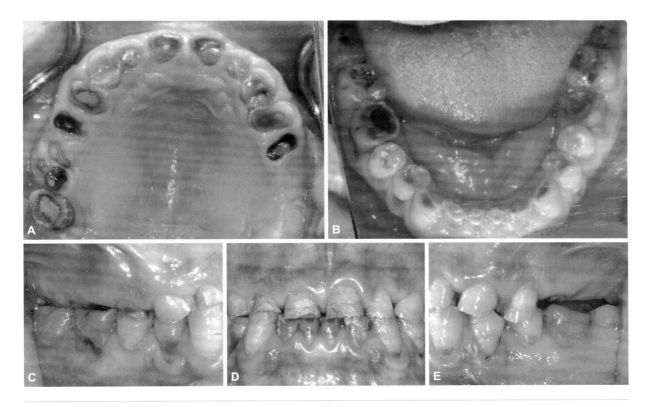

图 2-6-2　术前口内像（牙尖交错位）

A. 上颌牙列咬合面　B. 下颌牙列咬合面　C. 右侧后牙区　D. 前牙区　E. 左侧后牙区

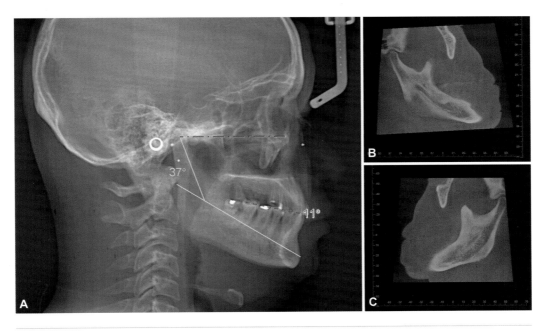

图 2-6-3　初诊时影像学检查

A. X 线头影测量侧位片示下颌弓角 37°（黄色示），𬌗平面斜度 11°（红色示）面下 1/3 高度正常　B、C. CT 示左
（C）、右（B）侧颞下颌关节未见明显异常

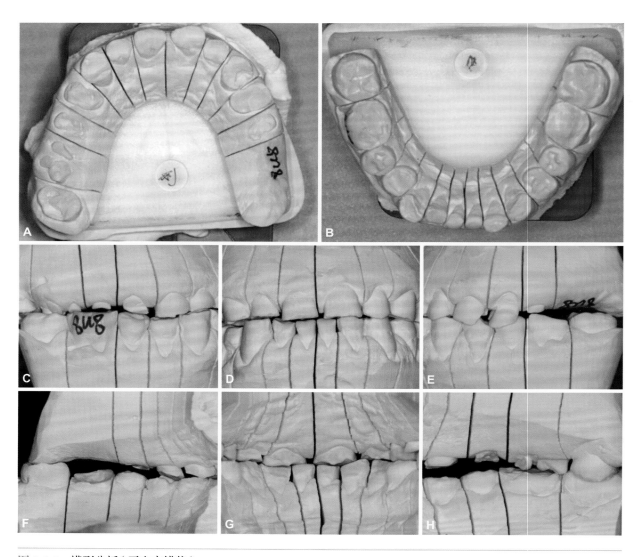

图 2-6-4　模型分析（牙尖交错位）

A. 上颌牙列咬合面　B. 下颌牙列咬合面　C. 右侧后牙区颊面　D. 前牙区唇面　E. 左侧后牙区颊面　F. 左侧后牙区舌面　G. 前牙区舌面　H. 右侧后牙区舌面

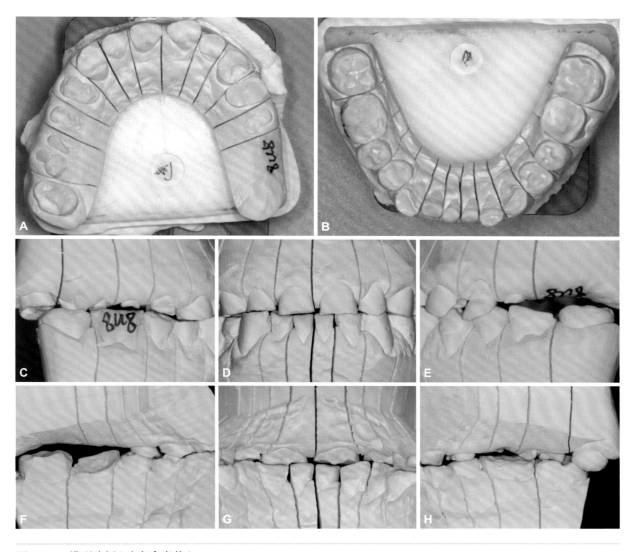

图 2-6-5　模型分析（改良参考位）

A. 上颌牙列咬合面　B. 下颌牙列咬合面　C. 右侧后牙区颊面　D. 前牙区唇面　E. 左侧后牙区颊面　F. 左侧后牙区舌面　G. 前牙区舌面　H. 右侧后牙区舌面

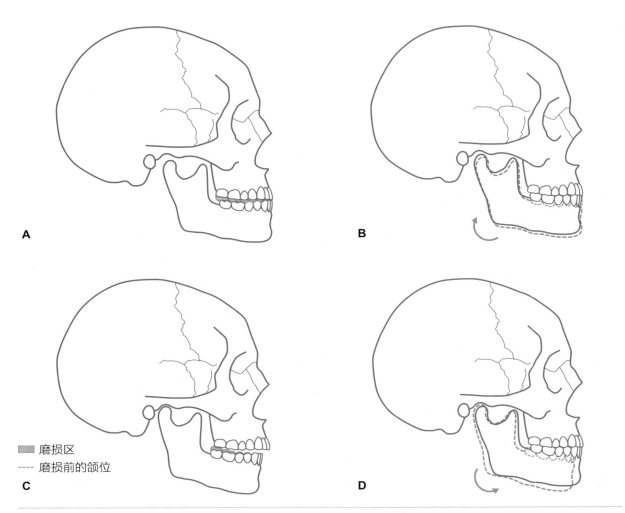

图 2-6-6　严重磨损可改变上、下颌骨关系

A、B.严重的上颌后牙磨损（A）可导致下颌顺时针旋转（B）　C、D.严重的下颌后牙磨损（C）可导致下颌逆时针旋转（D）

	𬌗平面斜度			前伸𬌗分离角度			
	修复𬌗平面	下颌第一磨牙平面	下颌第二磨牙平面	前伸髁导斜度	相对前伸髁导斜度	牙尖斜度	分离角
左侧	22°	2°	14°	45°	23°	8°	15°
右侧	14°	14.5°	15.5°	43°	29°	12°	17°

	前伸引导斜度			侧方引导斜度		
	下颌中切牙	下颌侧切牙	下颌尖牙	下颌中切牙	下颌侧切牙	下颌尖牙
左侧	40°	37°	36°	—	—	33°
右侧	47°	41°	38°	—	—	35°

图 2-6-7　下颌运动参数分析

3. 治疗过程　以改良参考位（MRP）为基础,将切导针升高到 5.0 作为治疗颌位（TP）（图 2-6-8）。在治疗颌位上设计制作有稳定尖窝锁结关系的𬌗垫式义齿（咬合板）,咬合设计为尖 - 卵圆窝接触,尖牙保护𬌗（图 2-6-9）。患者戴用𬌗垫式义齿后,面下 1/3 高度变化不明显,患者可接受。3 个月复查,患者自述无临床症状,临床检查咀嚼肌和颞下颌关节区无压痛,下颌运动不受限,运动时关节无杂音,张口型不偏。影像学检查可见上下颌骨矢状向关系协调,𬌗平面斜度基本保持不变,面下 1/3 高度正常（图 2-6-10）。辅助检查可见下颌运动功能正常,双侧关节无杂音（图 2-6-11）。

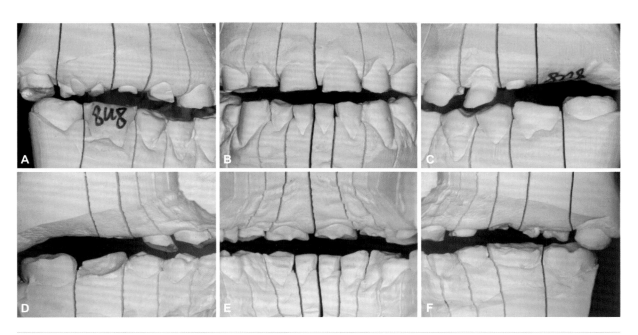

图 2-6-8　模型分析（以 MRP 为起点,切导针升高到 5.0,确定治疗颌位）
A. 右侧后牙区颊面　B. 前牙区唇面　C. 左侧后牙区颊面　D. 左侧后牙区舌面　E. 前牙区舌面　F. 右侧后牙区舌面

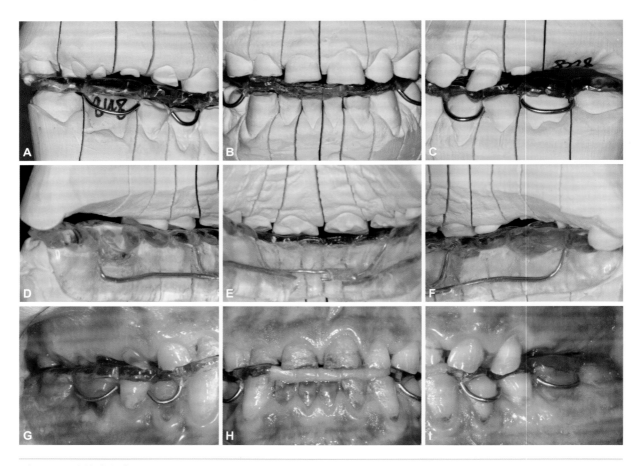

图 2-6-9 粭垫式义齿

A. 模型右侧后牙区颊面　B. 模型前牙区唇面　C. 模型左侧后牙区颊面　D. 模型左侧后牙区舌面　E. 模型前牙区舌面　F. 模型右侧后牙区舌面　G. 口内右侧后牙区颊面　H. 口内前牙区唇面　I. 口内左侧后牙区颊面

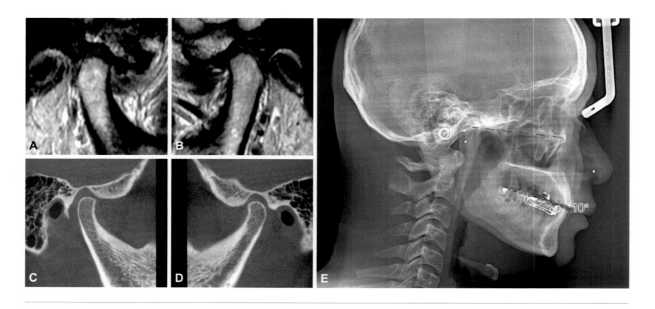

图 2-6-10　影像学检查（戴用咬合板后）

A~D. 关节 CT（A、B）、MRI（C、D）均未见明显异常　E. X 线头影测量侧位片示预估粭平面斜度可调整为 10°（红色示），面下 1/3 高度正常

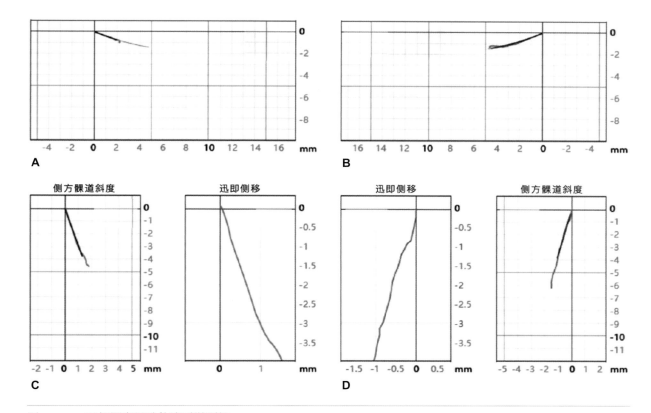

图 2-6-11　双侧髁突运动轨迹平滑顺畅
A. 右侧髁突前伸运动　B. 左侧髁突前伸运动　　C. 右侧髁突侧方运动　　D. 左侧髁突侧方运动

（二）第二次临床决策

1. 病理生理分析　患者戴用𬌗垫式义齿 3 个月,临床检查无异常,影像学检查无明显异常,辅助检查指标正常。结果提示治疗颌位和𬌗垫式义齿的设计正确,按此计划修复可以恢复口颌系统的功能并保持其健康。

2. 临床决策　在治疗颌位上完成最终咬合设计,不改动原有𬌗平面斜度,建立尖牙保护𬌗。先制作诊断蜡型,再按照诊断蜡型来完成口腔种植手术和冠修复。

3. 治疗过程　以治疗颌位(TP)为基础,制作诊断蜡型。𬌗平面斜度设计为 10°,采用尖 - 卵圆窝接触和尖牙保护𬌗的设计(图 2-6-12,图 2-6-13)。按照诊断蜡型翻制导板,指导口腔种植手术和最终修复(图 2-6-14),实现咬合设计。牙尖交错𬌗时后牙均匀接触,前牙轻接触;前伸运动时前牙引导,后牙分离;侧方运动时工作侧尖牙接触,其余牙脱离接触(图 2-6-15,图 2-6-16)。一期修复完成后,对 11 行冠延长术,改善左、右侧上颌中切牙牙龈高度不一致的美观问题(图 2-6-17)。随访 4 年,患者修复后效果确切,咬合接触稳定均匀,口颌系统无症状(图 2-6-18,图 2-6-19)。

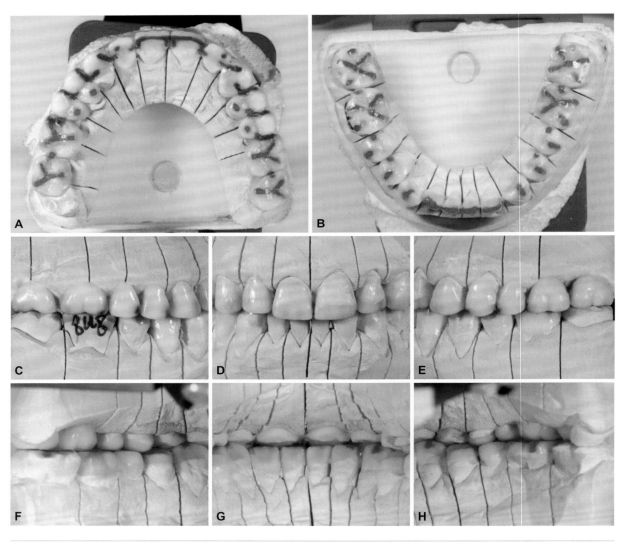

图 2-6-12　诊断蜡型（牙尖交错位）

A. 上颌牙列咬合面　B. 下颌牙列咬合面　C. 右侧后牙区颊面　D. 前牙区唇面　E. 左侧后牙区颊面　F. 左侧后牙区舌面　G. 前牙区舌面　H. 右侧后牙区舌面

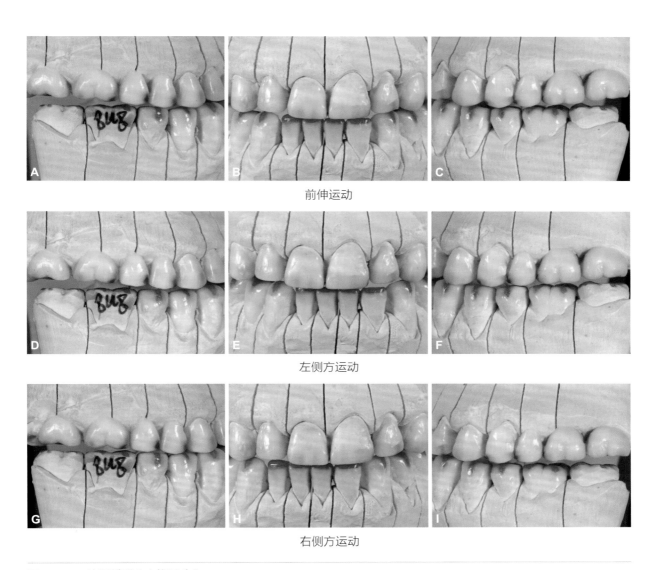

前伸运动

左侧方运动

右侧方运动

图 2-6-13 诊断蜡型（功能运动）

A. 右侧后牙区的前伸运动　B. 前牙区的前伸运动　C. 左侧后牙区的前伸运动　D. 右侧后牙区的左侧方运动　E. 前牙区的左侧方
运动　F. 左侧后牙区的左侧方运动　G. 右侧后牙区的右侧方运动　H. 前牙区的右侧方运动　I. 左侧后牙区的右侧方运动

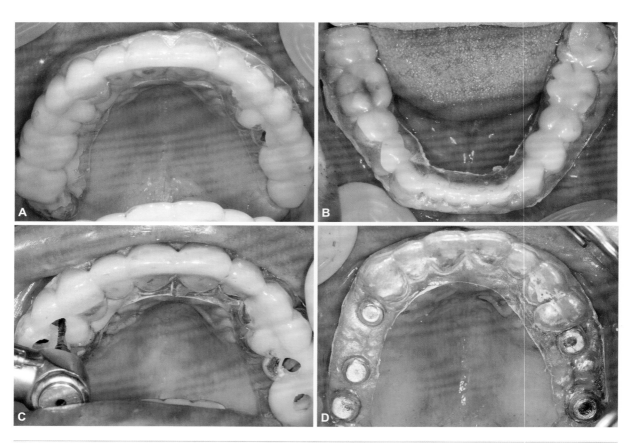

图 2-6-14　按诊断蜡型设计,进行口腔种植和修复

A. 用诊断蜡型翻制上颌牙列导板　B. 用诊断蜡型翻制下颌牙列导板　C. 参考导板定位,完成口腔种植手术　D. 完成

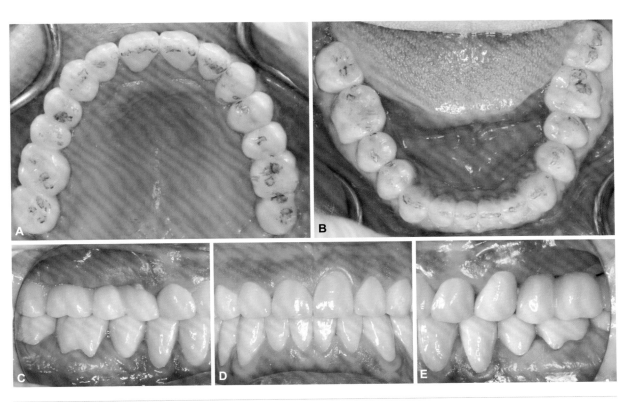

图 2-6-15　修复后口内像（牙尖交错位）
A.上颌牙列咬合面　B.下颌牙列咬合面　C.右侧后牙区颊面　D.前牙区唇面　E.左侧后牙区颊面

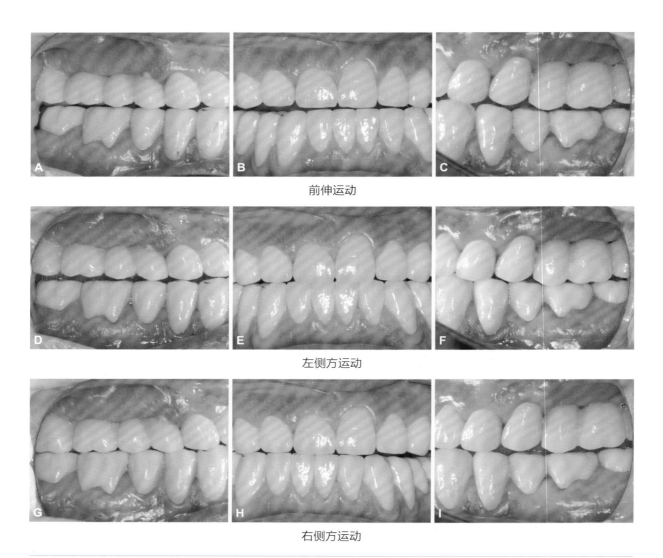

前伸运动

左侧方运动

右侧方运动

图 2-6-16 修复后口内像（功能运动）

A. 右侧后牙区的前伸运动　B. 前牙区的前伸运动　C. 左侧后牙区的前伸运动　D. 右侧后牙区的左侧方运动　E. 前牙区的左侧方运动　F. 左侧后牙区的左侧方运动　G. 右侧后牙区的右侧方运动　H. 前牙区的右侧方运动　I. 左侧后牙区的右侧方运动

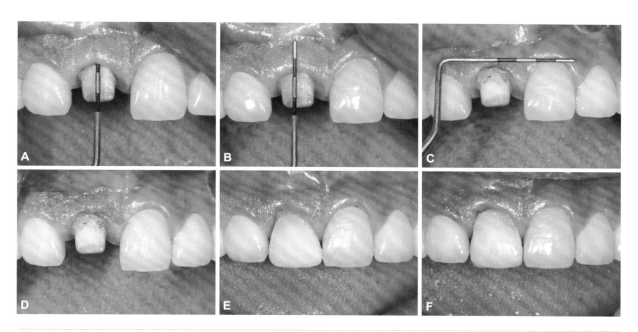

图 2-6-17　11 行牙冠延长术，以解决美观问题

A. 测量龈沟深度　B. 测量龈沟底在牙龈唇面的投影位置　C. 参考邻牙美观，设计冠延长的量　D. 完成手术　E. 临时冠修复　F. 更换为过渡性修复体

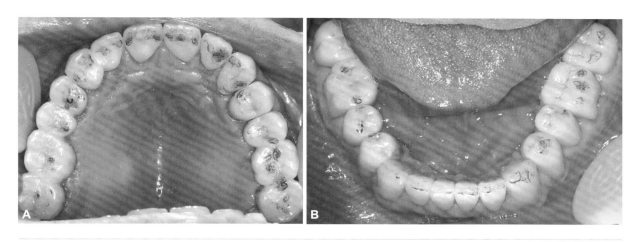

图 2-6-18　第 1 年随访口内像（咬合状态）

A. 上颌牙列咬合面　B. 下颌牙列咬合面

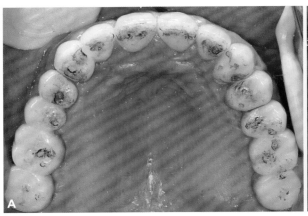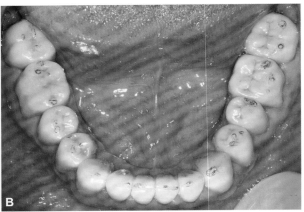

图 2-6-19　第 2 年随访口内像（咬合状态）

A. 上颌牙列咬合面　B. 下颌牙列咬合面

【术后并发症及处理】

术后无并发症。

【经验与体会】

在分析严重牙列磨损的患者颌面部解剖形态时，直接分析测量的结果可能与其磨损前的结构会有偏差，需要注意分辨。该患者经过长时间的磨损最终建立了良好的相互保护状态，代偿并掩盖了原有的不协调；如果患者的牙不发生如此严重的磨损，或许将是一个极困难的病例。目前患者牙列磨损状态严重而口颌系统没有功能障碍，属于简单病例。治疗应按照其目前的解剖特点，在不干扰现有正常口颌系统功能的前提下，恢复磨损的牙列，重建咬合与口颌系统的和谐状态。

该患者的修复方案涉及口腔种植手术，要参考诊断蜡型的形态来设计手术和修复方案，尽量准确实现术前设计。相对于天然牙作为基牙的修复，口腔种植修复术后需要更频繁地随访维护。

（满　毅）

七、病例七：不良修复体导致口颌系统功能障碍

【病例摘要】

青年女性患者，后牙固定修复后出现颞下颌关节疼痛症状。先用可逆性手段进行咬合干预，调整颌位、缓解临床症状，待口颌系统功能恢复后，用微创修复手段进行咬合重建。长期随访观察，治疗效果稳定。

【病例简介】

32 岁女性患者，因双侧颞下颌关节反复疼痛 2 年就诊。2 年前患者于外院行双侧后牙固定义齿修复，术后出现双侧颞下颌关节疼痛和右侧颞下颌关节弹响。曾多次行双侧颞下颌关节腔内注射透

明质酸钠凝胶治疗,注射后疼痛症状即刻缓解,但维持约 1 个月后症状复发(图 2-7-1)。

口内检查:14—17、24、26 银汞合金充填,12、35—37、45—47 均为固定义齿修复。牙尖交错𬌗时全牙列均匀接触;功能运动过程中前牙引导,后牙分离(图 2-7-2~图 2-7-4)。

临床检查:双侧咬肌深层和右侧颞下颌关节囊外侧触诊疼痛,右侧颞下颌关节弹响;开口时下颌先偏右,弹响后回正中,张口度未见明显异常。

影像学检查:颌骨左右对称,双侧髁突后位。患者下颌骨相对上颌骨偏大,下颌升支高度大。𬌗平面倾斜度适中,𬌗平面后段(第一、第二磨牙)倾斜度大(图 2-7-5)。

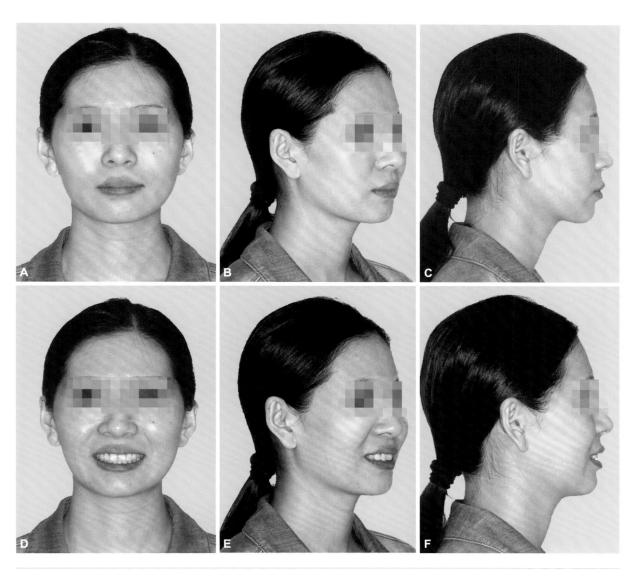

图 2-7-1 初诊时面像
A. 正面像 B. 右侧 45° 面像 C. 右侧面像 D. 正面微笑像 E. 右侧 45° 微笑像 F. 右侧微笑像

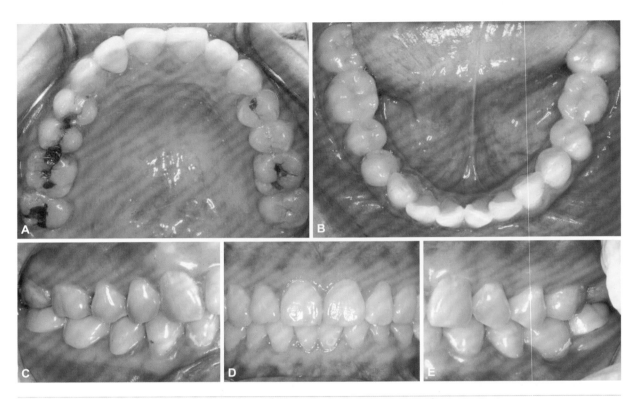

图 2-7-2　术前口内像（牙尖交错位）

A. 上颌牙列咬合面　B. 下颌牙列咬合面　C. 右侧后牙区　D. 前牙区　E. 左侧后牙区

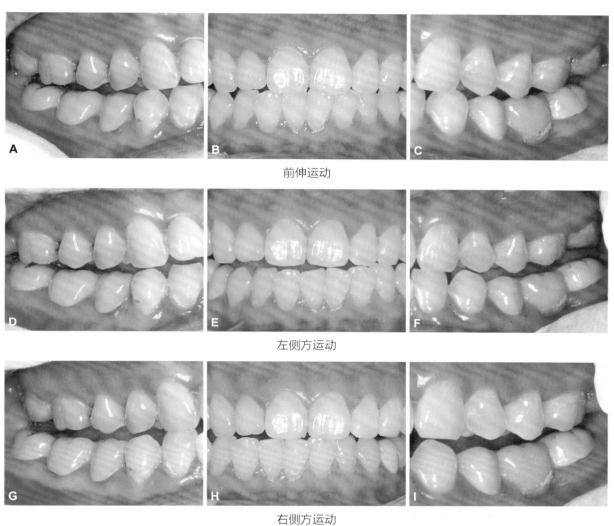

前伸运动

左侧方运动

右侧方运动

图 2-7-3　口内像（功能运动）

A. 右侧后牙区的前伸运动　B. 前牙区的前伸运动　C. 左侧后牙区的前伸运动　D. 右侧后牙区的左侧方运动　E. 前牙区的左侧方运动　F. 左侧后牙区的左侧方运动　G. 右侧后牙区的右侧方运动　H. 前牙区的右侧方运动　I. 左侧后牙区的右侧方运动

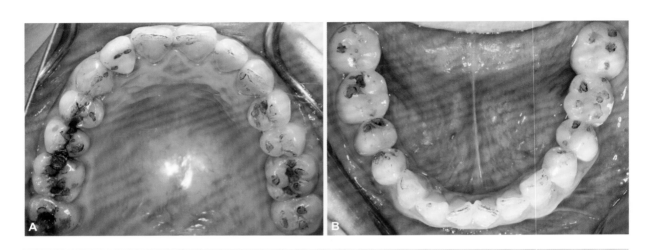

图 2-7-4　口内像（咬合接触点）
A. 上颌牙列咬合面　B. 下颌牙列咬合面

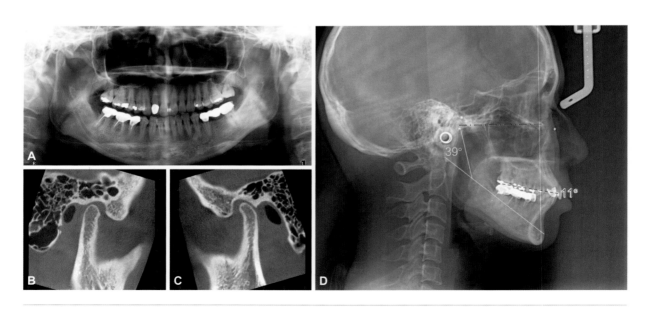

图 2-7-5　初诊时影像学检查
A. 全景片示 36 缺失，17、16、15、14、24、26 充填物，12、35—37、45—47 固定义齿修复　B、C. 关节 CT 示双侧髁突偏后位，形态正常，骨皮质完整　D. X 线头影测量侧位片示下颌弓角 39°（黄色示），𬌗平面斜度 11°（红色示），面下 1/3 高度正常

辅助检查：双侧咀嚼肌功能不对称，当患者咬合到牙尖交错位时，右侧髁突向后、上、内移动。偶发张口向右侧偏斜，偏斜时双侧关节无弹响，出现低频、低强度杂音（图 2-7-6）。

转移咬合关系上𬌗架：分析发现牙尖交错位相对改良参考位后退（图 2-7-7，图 2-7-8）。

【临床决策与治疗过程】

（一）第一次临床决策

1. 病理生理分析　患者下颌大，但后牙却长，导致下颌顺时针旋转。与其他发生前牙磨损的患者不同，该患者在修复后牙时咬合高度恢复不足，又导致下颌后退并顺时针旋转（其病理生理机制类似病例六，见图 2-6-6A），造成右侧髁突向后、上、内移位，改变盘髁关系出现弹响，牵拉颞下颌韧带和咀嚼肌产生疼痛。异常的咀嚼肌功能与不良的盘髁关系协同作用导致运动异常，偶发张口偏斜。患者先后接受过 4 次双侧颞下颌关节腔内注射透明质酸钠凝胶治疗，注入关节腔的凝胶的液压能缓解双侧颞下颌关节的压力，减轻临床症状，但随着凝胶被吸收，疼痛症状在短时间内再次出现。

2. 临床决策　治疗应首先恢复双侧后牙的稳定接触，消除因为下颌后退给关节造成的异常负担，解除颞下颌关节软组织受到的压迫和肌肉韧带受到的异常牵拉。临床首先使用可逆性手段（有稳定尖窝锁结的咬合板）干预咬合，调整颌位。

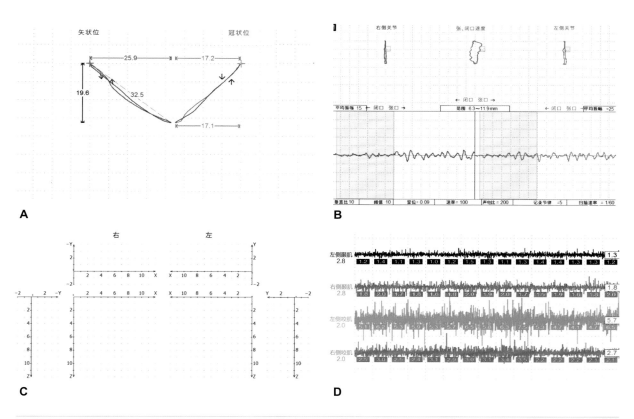

图 2-7-6　初诊时辅助检查

A. 张、闭口运动时，下颌颏点向右侧偏斜　B. 双侧颞下颌关节低频杂音　C. 牙尖交错位咬合时，双侧髁突后退　D. 伴咀嚼肌电生理功能异常

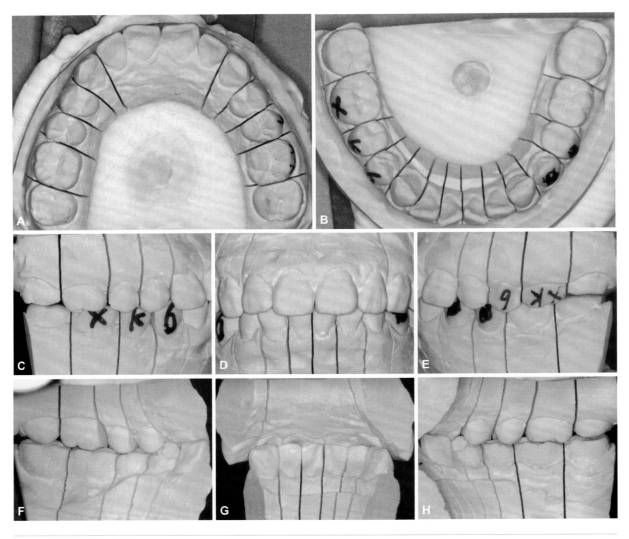

图 2-7-7　模型分析（牙尖交错位）

A. 上颌牙列咬合面　B. 下颌牙列咬合面　C. 右侧后牙区颊面　D. 前牙区唇面　E. 左侧后牙区颊面　F. 左侧后牙区舌面　G. 前牙区舌面　H. 右侧后牙区舌面

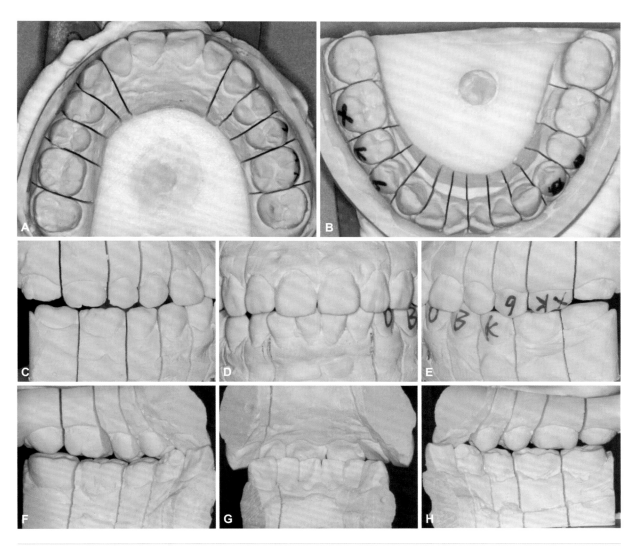

图 2-7-8 模型分析（改良参考位）

A. 上颌牙列咬合面 B. 下颌牙列咬合面 C. 右侧后牙区颊面 D. 前牙区唇面 E. 左侧后牙区颊面 F. 左侧后牙区舌面 G. 前牙区舌面 H. 右侧后牙区舌面

3. 治疗过程　以改良参考位（MRP）为基础,升高切导针到1.0作为治疗颌位（TP₁）（图2-7-9）,制作咬合板,采用尖 - 卵圆窝接触和尖牙保护𬌗的设计,恢复稳定的牙尖交错接触（图2-7-10,图2-7-11）。患者戴用咬合板后,下颌前移,颏唇肌紧张,下唇前突。告知患者一过性下颌前突会在1~2周后改善。3个月后复查,临床症状消失,检查咀嚼肌和颞下颌关节无压痛,下颌运动不受限,运动时关节无杂音,张口型不偏。影像学检查可见双侧髁突位置略改善,盘髁关系尚可。患者下颌前移,适合建𬌗（图2-7-12）。辅助检查可见右侧髁突位置改善,张口偏斜改善,双侧髁突运动平滑顺畅,咀嚼肌功能改善,双侧关节杂音消除（图2-7-13）。

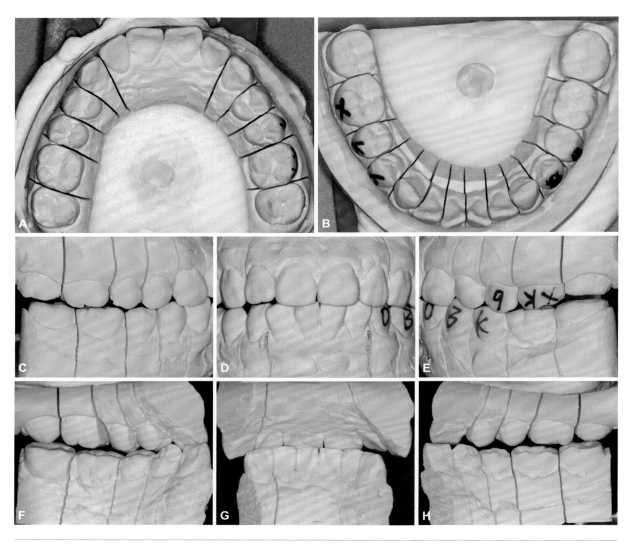

图2-7-9　模型分析（以 MRP 为起点,切导针升高到1.0,确定治疗颌位）

A. 上颌牙列咬合面　B. 下颌牙列咬合面　C. 右侧后牙区颊面　D. 前牙区唇面　E. 左侧后牙区颊面　F. 左侧后牙区舌面　G. 前牙区舌面　H. 右侧后牙区舌面

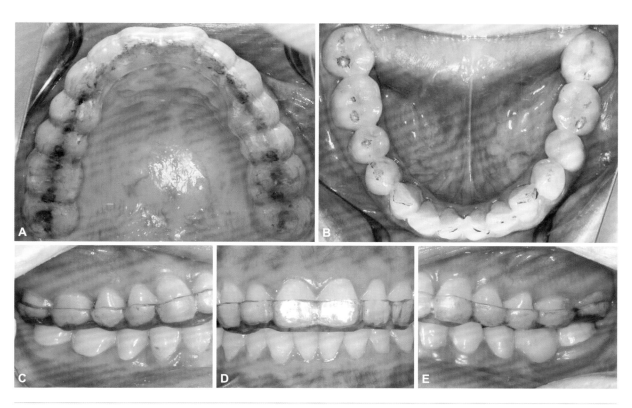

图 2-7-10　戴用咬合板后口内像（牙尖交错位）

A. 上颌牙列咬合面　B. 下颌牙列咬合面　C. 右侧后牙区颊面　D. 前牙区唇面　E. 左侧后牙区颊面

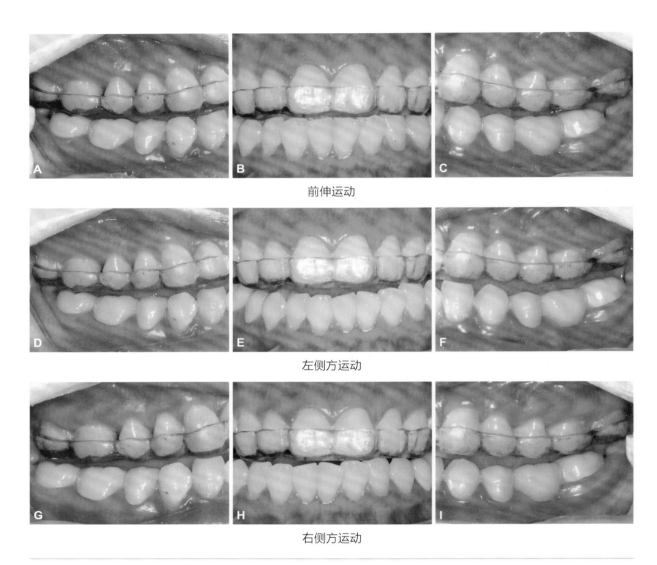

前伸运动

左侧方运动

右侧方运动

图 2-7-11 戴用咬合板后口内像（功能运动）

A. 右侧后牙区的前伸运动　B. 前牙区的前伸运动　C. 左侧后牙区的前伸运动　D. 右侧后牙区的左侧方运动　E. 前牙区的左侧方运动　F. 左侧后牙区的左侧方运动　G. 右侧后牙区的右侧方运动　H. 前牙区的右侧方运动　I. 左侧后牙区的右侧方运动

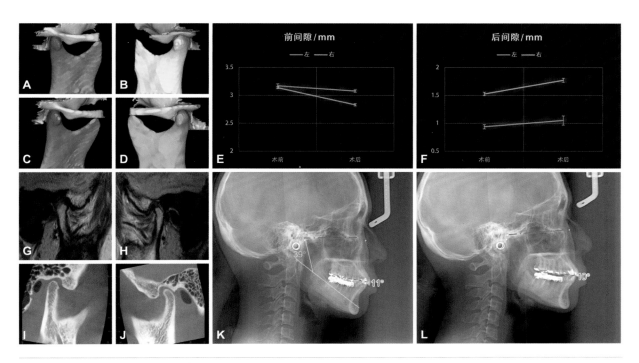

图 2-7-12　影像学检查（戴用咬合板）

关节 CT 示双侧髁突偏后位，形态正常，骨皮质完整（I、J）；三维重建后测量，右侧髁突术后（C）较初诊时（A）前移约 0.3mm（E、F）、左侧髁突术后（D）较初诊时（B）前移约 0.1mm（E、F）；关节 MRI 示双侧颞下颌关节盘略前移，信号均匀，盘髁关系尚可（G、H）；对比戴咬合板前（K）、后（L）的 X 线头影测量结果，发现下颌前移，预估𬌗平面斜度可维持 10°（红色示）不变，面下 1/3 高度正常

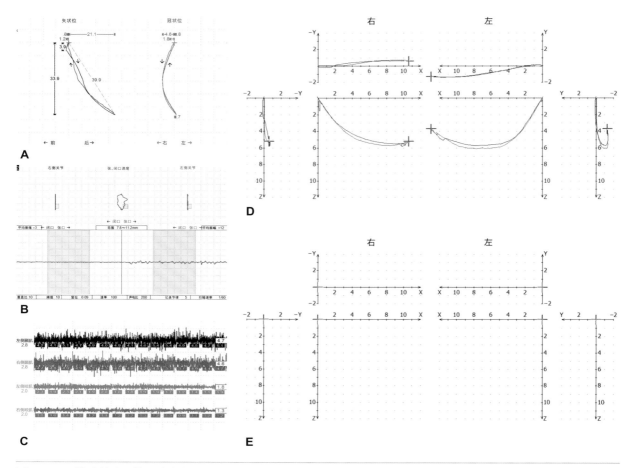

图 2-7-13　辅助检查（戴用咬合板）

A、D. 张、闭口运动时，颏点、双侧髁突运动轨迹恢复正常　B. 关节杂音消除　C. 咀嚼肌电生理功能恢复正常　E. 牙尖交错位咬合时，双侧髁突不后退

（二）第二次临床决策

1. 病理生理分析　患者戴用咬合板后症状和体征消失，影像学检查无明显异常，辅助检查指标正常。这些检查结果提示治疗计划正确，治疗颌位（TP_1）正确，适合建𬌗。咬合设计时既要参照患者的解剖特点，还要考虑到患者为年轻女性，要妥善协调她的上、下颌关系，尽量保证患者的美观。

2. 临床决策　以患者的解剖和运动特点为依据，充分考虑患者对面部美观问题的主观意愿，选择调整治疗颌位（TP_1），降低切导针到 0.0 作为新的治疗颌位（TP_2）建𬌗。

3. 治疗过程　以治疗颌位（TP_2）为基础制作诊断蜡型，𬌗平面斜度设计为 10°，正中咬合设计为尖 - 卵圆窝接触，再按照髁道斜度的数值设计切道斜度，设计尖牙保护𬌗（图 2-7-14，图 2-7-15）。蜡型完成后，在口内翻制过渡性修复体（方法同病例三，见图 2-3-11）验证治疗颌位（TP_2）的正确性。确认正确后，扫描诊断蜡型与原始牙列模型，重叠后对截面进行测量分析，依据测量结果设计每颗牙的修复计划（图 2-7-16）。11、13、21—24、34、42、43 需要的修改量小于 0.5mm，选择树脂修复；33 的修改量小于 0.5mm，选择调磨其近、远中牙尖嵴；14—17、25—27、44 的修改量大于 0.5mm，选择使用瓷修复体；12、35—37、45—47 原有固定修复体需要更换，以便重新达到良好的咬合接触。术前绘制咬合设计图用于术中指导临床操作，分别使用不同颜色标记不同修复方案，并在需要重点预备的区域标记出预备范围和量（图 2-7-17）。按设计拆除原有不良修复体和充填体，行牙体预备并制作过渡性修复体。过渡性修复体必须精准，戴用后要保证患者下颌不能偏离治疗颌位，否则患者的临床症状容易复发（图 2-7-18~图 2-7-20）。修复体制作完成后，试戴、粘接、完成修复（图 2-7-21~图 2-7-23）。随访 4 年，患者修复后效果稳定，口颌系统健康且功能良好（图 2-7-24，图 2-7-25）。

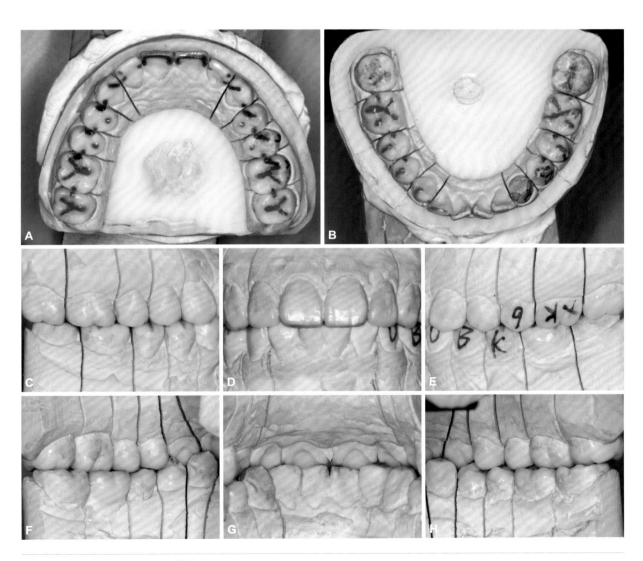

图 2-7-14　诊断蜡型（牙尖交错位）
A. 上颌牙列咬合面　B. 下颌牙列咬合面　C. 右侧后牙区颊面　D. 前牙区唇面　E. 左侧后牙区颊面　F. 左侧后牙区舌面　G. 前牙区舌面　H. 右侧后牙区舌面

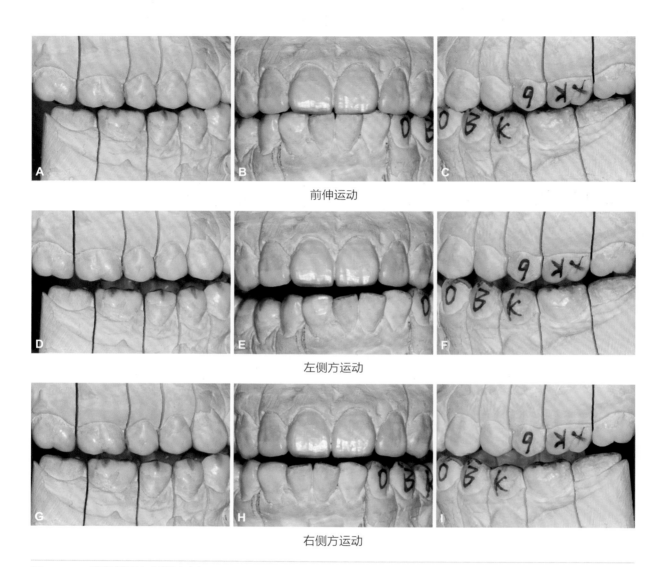

前伸运动

左侧方运动

右侧方运动

图 2-7-15　诊断蜡型（功能运动）

A. 右侧后牙区的前伸运动　B. 前牙区的前伸运动　C. 左侧后牙区的前伸运动　D. 右侧后牙区的左侧方运动　E. 前牙区的左侧方
运动　F. 左侧后牙区的左侧方运动　G. 右侧后牙区的右侧方运动　H. 前牙区的右侧方运动　I. 左侧后牙区的右侧方运动

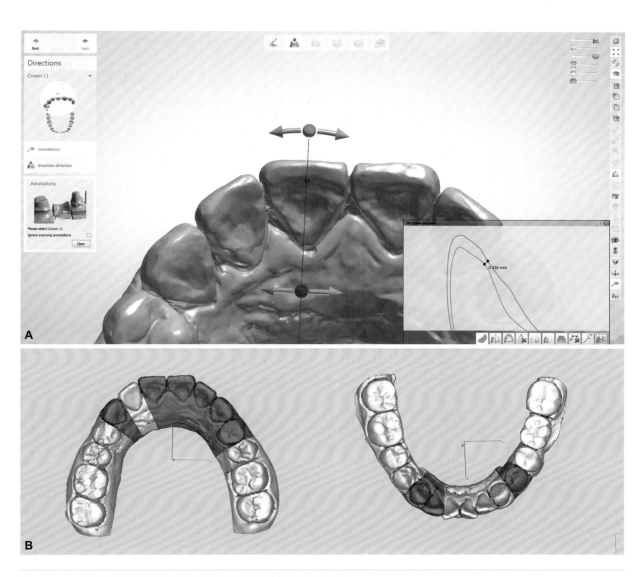

图 2-7-16　诊断蜡型与原始牙列模型重叠、测量分析和拼接设计

A. 模型重叠、测量分析　B. 拼接设计,白色区域为天然牙,蓝色区域为蜡型

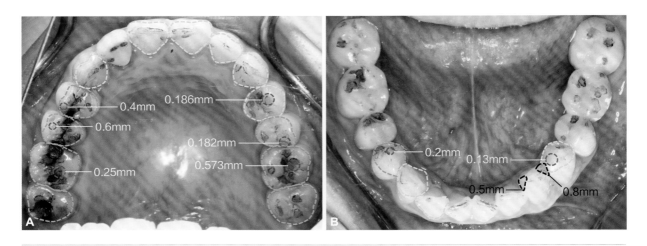

图 2-7-17　术前制作咬合设计图，用于术中参考

A. 上颌牙列咬合面　B. 下颌牙列咬合面（蓝色虚线示瓷修复体，红色虚线示需要牙体预备提供修复体空间，黄色虚线示树脂修复体，黑色虚线示需要调磨的区域）

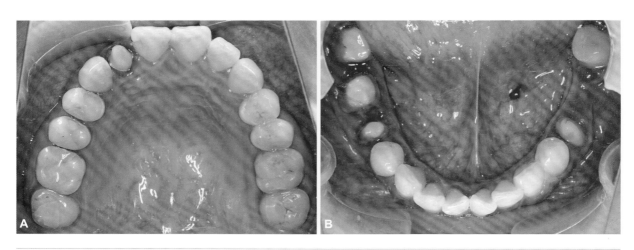

图 2-7-18　拆除原有不良修复体并进行牙体预备

A. 上颌牙列咬合面　B. 下颌牙列咬合面

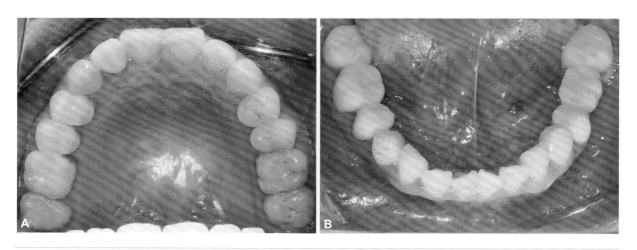

图 2-7-19　戴入过渡性修复体

A. 上颌牙列咬合面　B. 下颌牙列咬合面

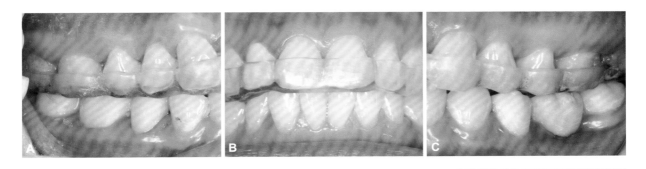

图 2-7-20　过渡性修复体与原有咬合板密合，颌位不改变
A. 右侧后牙区颊面　B. 前牙区唇面　C. 左侧后牙区颊面

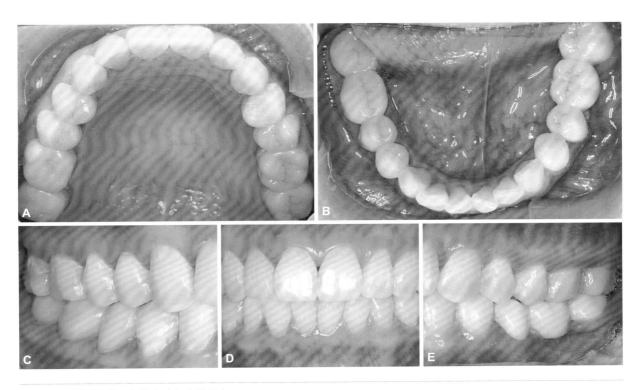

图 2-7-21　修复后口内像（牙尖交错位）
A. 上颌牙列咬合面　B. 下颌牙列咬合面　C. 右侧后牙区颊面　D. 前牙区唇面　E. 左侧后牙区颊面

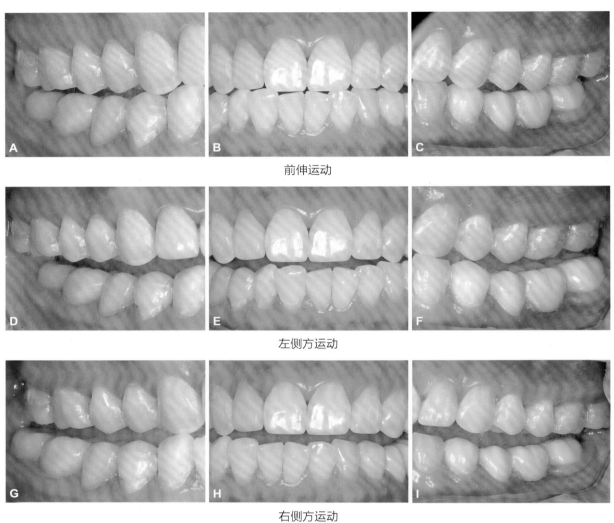

前伸运动

左侧方运动

右侧方运动

图 2-7-22　修复后口内像（功能运动）

A. 右侧后牙区的前伸运动　B. 前牙区的前伸运动　C. 左侧后牙区的前伸运动　D. 右侧后牙区的左侧方运动　E. 前牙区的左侧方运动　F. 左侧后牙区的左侧方运动　G. 右侧后牙区的右侧方运动　H. 前牙区的右侧方运动　I. 左侧后牙区的右侧方运动

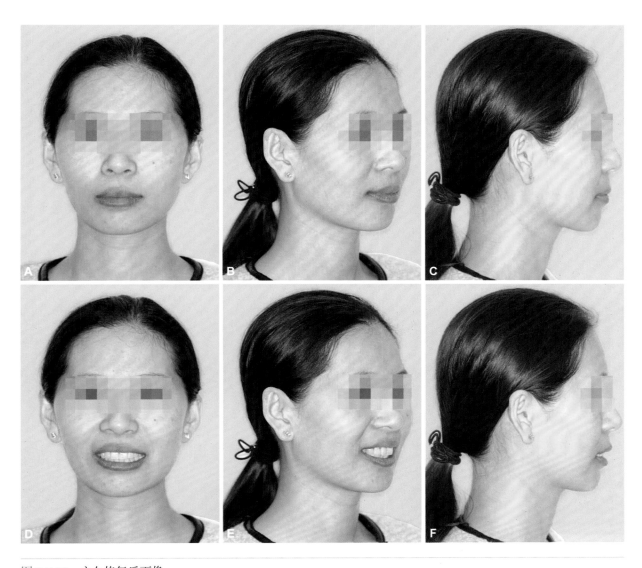

图 2-7-23 永久修复后面像

A. 正面像　B. 右侧 45° 面像　C. 右侧面像　D. 正面微笑像　E. 右侧 45° 微笑像　F. 右侧微笑像

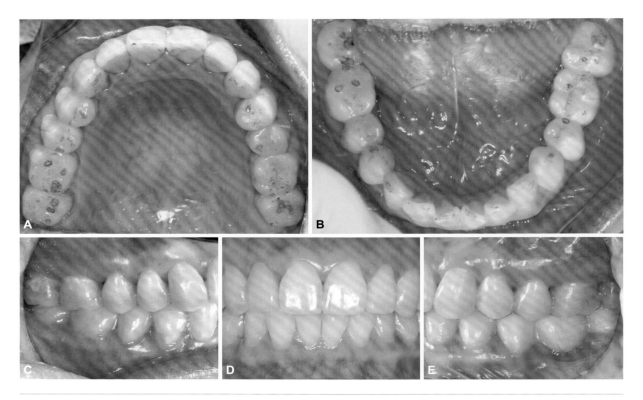

图 2-7-24　第 1 年随访口内像（牙尖交错位 + 咬合印迹）
A. 上颌牙列咬合面　B. 下颌牙列咬合面　C. 右侧后牙区颊面　D. 前牙区唇面　E. 左侧后牙区颊面

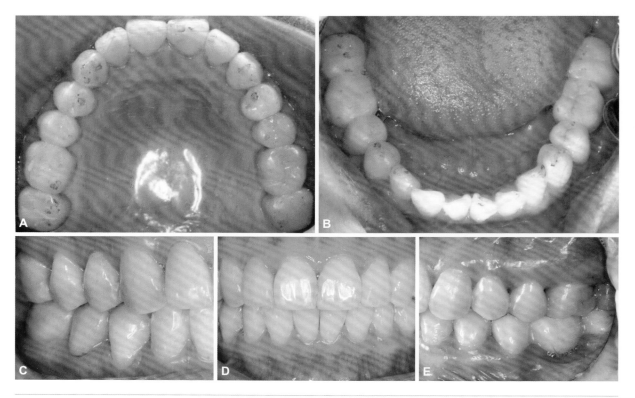

图 2-7-25　第 2 年随访口内像（牙尖交错位 + 咬合印迹）
A. 上颌牙列咬合面　B. 下颌牙列咬合面　C. 右侧后牙区颊面　D. 前牙区唇面　E. 左侧后牙区颊面

【术后并发症及处理】

术后无并发症。

【经验与体会】

这是一个复杂病例,患者下颌骨的形态与牙列的特点趋势相反,不易协调。从病史看,后牙固定修复后出现关节症状,分析与咬合改变有关,可能是修复体的咬合高度不足,导致下颌后退、顺时针旋转出现临床症状;再考虑患者的颌骨形态特征和出现过的相对应的临床病史。如此的病理生理推测可以解释患者的临床表现。对这一临床假设,需要用可逆的咬合干预手段进行验证(诊断性治疗),咬合板是一个较好的选择。该患者戴用咬合板恢复稳定的后牙接触后,临床症状缓解,口颌系统功能恢复。证明上述关于病因的推测正确,也证明制订的治疗计划是正确的。在去除口颌系统的功能障碍后,可以考虑下一步的修复问题。

这个病例的难点在于临床决策时,在理想咬合和患者实际情况之间的权衡。患者戴用咬合板治疗有效,即说明确定的治疗颌位(TP_1)正确,但影像学检查却指向相反的结论,CT 见髁突偏后位;磁共振可见关节盘略偏前位;盘髁关系可接受但不理想,这样的矛盾会给临床决策造成困难。如严格恢复理想的盘髁关系势必要再前移下颌,而该患者下颌相对上颌偏大,戴用咬合板时就已经有下颌前突的表现(图 2-7-26),再前移下颌会严重影响美观,这样的治疗结果对患者来说不可接受。为了美观需求,只能放弃恢复理想的盘髁关系,而选择在目前下颌略后退的颌位建𬌗,这个治疗颌位可以实现患者侧貌的美观(图 2-7-23)。虽然盘髁关系不是标准的正常状态,但也能使口颌系统长期保持功能良好的健康状态。在这个前提下,可以折中接受尚不完善的治疗颌位,再通过降低咬合高度,略改善盘髁关系,最后在治疗颌位(TP_2)建𬌗,兼顾美观和功能。

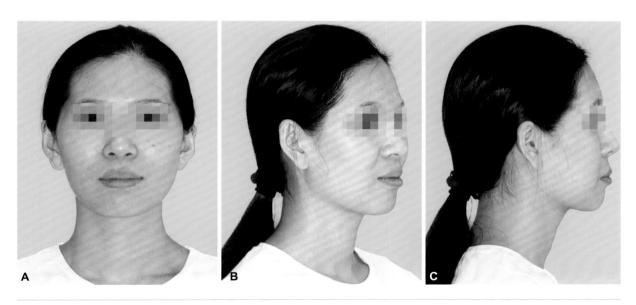

图 2-7-26　戴用咬合板后,患者下颌前突
A. 正面像　B. 右侧 45° 面像　C. 右侧面像

这样的临床决策伴有很高的风险。因为治疗颌位本身的不完善,使患者对伤害性刺激的耐受能力减弱。患者因关节症状初诊时的颌位,与最终确定的治疗颌位相比,髁突只有极小的移位,修复过程中的任何小错误,都有可能造成患者的口颌系统再次出现症状。这就对修复医师和技师的技术提出了更高的要求,在最终修复治疗的每一个阶段,都必须严格保证治疗颌位不发生偏差。借助数字化技术进行精确的测量分析,再尽量使用微创的手段来完成最终修复,可以减少牙体预备量,缩短操作时间,降低操作损伤,这样也降低了修复过程中颌位发生偏移的风险。术后经长期观察随访,患者情况稳定,治疗效果确切。

（王　鑫　夏应锋）

第三章　咬合重建常用的头影测量指标

咬合重建需要改变牙的位置和 / 或形态,上、下颌骨作为牙附着的基础,其形态和相对空间位置对诊断和治疗计划有着决定性的影响,临床上可以通过头影测量对其进行大致的分析判断。咬合重建常用的头影测量指标有以下几种:

一、SNA 角

（一）意义

SNA 角用于评价上颌骨相对于颅底的前后向位置关系（图 3-1-1~图 3-1-3 ）。

（二）参考值

男:84° ±3° ;女:83° ±4°。

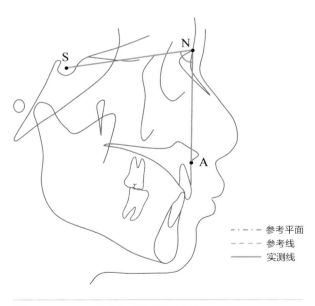

- · - · -	参考平面
- - - - -	参考线
——	实测线

红色实线标记实际测量的角度或线段,灰蓝色虚线表示参考线或辅助线,红色点划线标记参考平面（本章所有图均使用该方法进行标记）

图 3-1-1　**SNA 角的定点和测量方法**

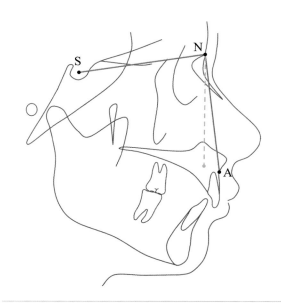

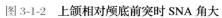

图 3-1-2　上颌相对颅底前突时 SNA 角大

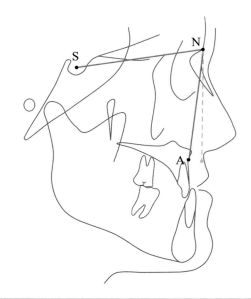

图 3-1-3　上颌相对颅底后缩时 SNA 角小

二、ANS-Ptm 距离

（一）意义

ANS-Ptm 距离用于评价上颌骨的前后向长度（图 3-2-1~图 3-2-3 ）。

（二）参考值

男：49mm±3mm；女：48mm±3mm。

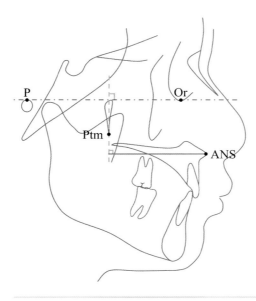

图 3-2-1　ANS-Ptm 距离的定点和测量方法

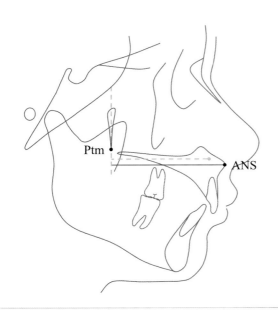

图 3-2-2　上颌骨体积过大时 ANS-Ptm 距离大

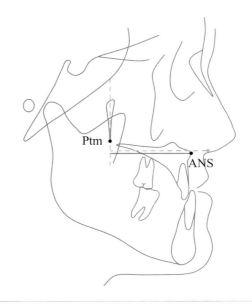

图 3-2-3　上颌骨体积过小时 ANS-Ptm 距离小

三、SNB 角

（一）意义

SNB 角用于评价下颌骨相对于颅底的前后向位置关系（图 3-3-1~图 3-3-3）。

（二）参考值

男：80°±3°；女：80°±3°。

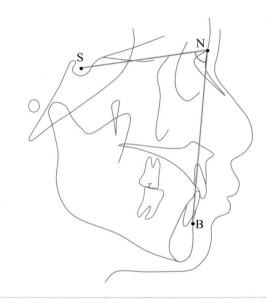

图 3-3-1　SNB 角的定点和测量方法

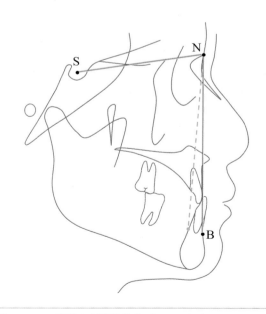

图 3-3-2　下颌相对颅底前突时 SNB 角大

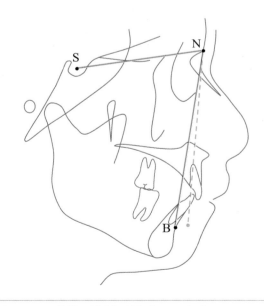

图 3-3-3　下颌相对颅底后缩时 SNB 角小

四、Go-Me 距离

（一）意义

Go-Me 距离用于评价下颌体的前后向长度（图 3-4-1~图 3-4-3）。

（二）参考值

71mm ± 5mm。

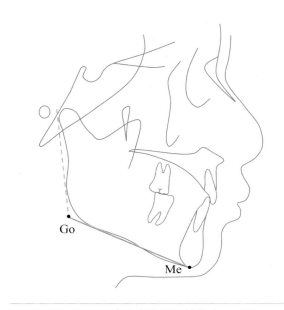

图 3-4-1　Go-Me 距离的定点和测量方法

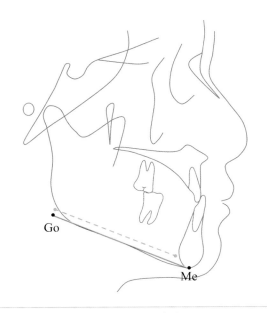

图 3-4-2　下颌体大时 Go-Me 距离大

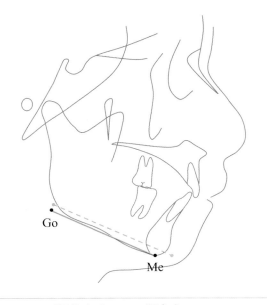

图 3-4-3　下颌体小时 Go-Me 距离小

五、ANB 角

（一）意义

ANB 角用于评价上、下颌的相对前后向位置关系（图 3-5-1~图 3-5-3）。

（二）参考值

男：4°±2°；女：3°±2°。

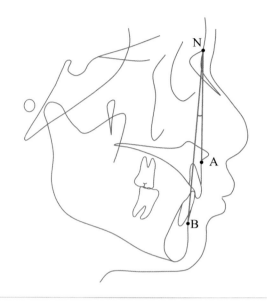

图 3-5-1　ANB 角的定点和测量方法

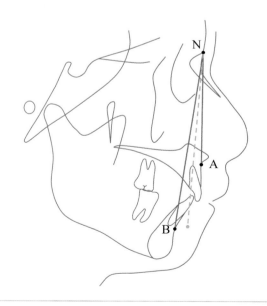

图 3-5-2　下颌相对上颌后缩时 ANB 角大

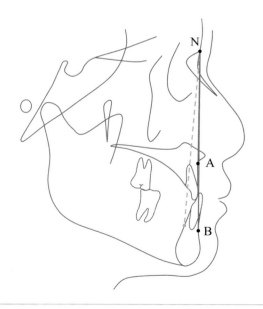

图 3-5-3　下颌相对上颌前突时 ANB 角小

六、Wits 值

（一）意义

Wits 值用于评价上、下颌的相对前后向位置关系（图 3-6-1~图 3-6-3）。

（二）参考值

2mm ± 2mm。

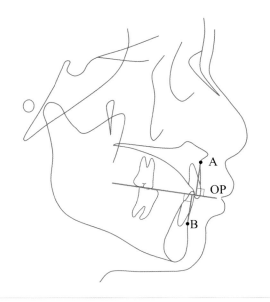

图 3-6-1　Wits 值的定点和测量方法

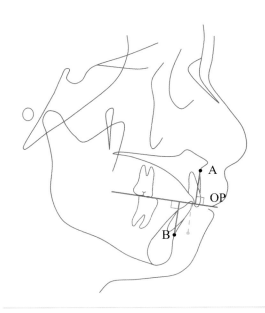

图 3-6-2　下颌相对上颌后缩时 Wits 值大

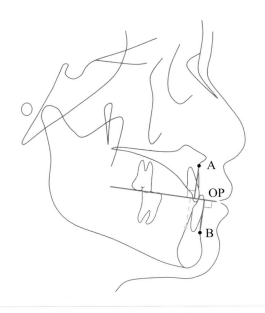

图 3-6-3　下颌相对上颌前突时 Wits 值小

七、FH-OP 角

（一）意义

FH-OP 角用于评价𬌗平面倾斜度（图 3-7-1~图 3-7-3 ）。

（二）参考值

12° ± 5°。

注意：本书中所述 OP 是指下颌中切牙切端到最后一颗建立咬合的磨牙的远中尖的连线。

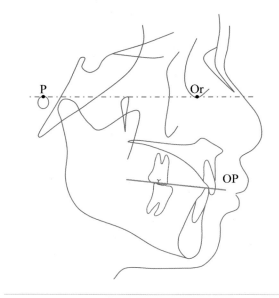

图 3-7-1　**FH-OP 角的定点和测量方法**

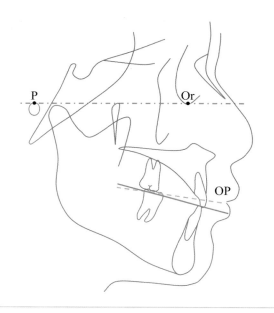

图 3-7-2　𬌗平面陡时 FH-OP 角大

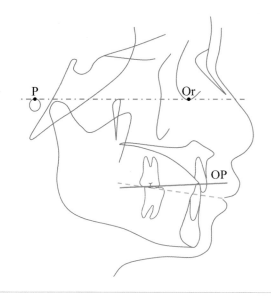

图 3-7-3　𬌗平面平时 FH-OP 角小

八、Y 轴角

（一）意义

Y 轴角用于评价下颌骨（颌面部）的生长方向（图 3-8-1~图 3-8-3）。

（二）参考值

男：65°±4°；女：64°±3°。

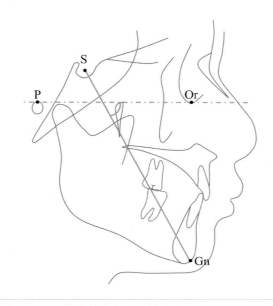

图 3-8-1　Y 轴角的定点和测量方法

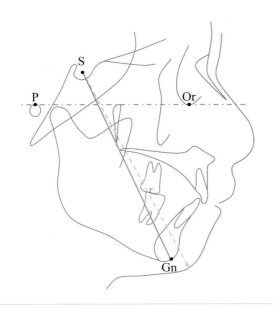

图 3-8-2　下颌顺时针旋转（偏长面型）时 Y 轴角大

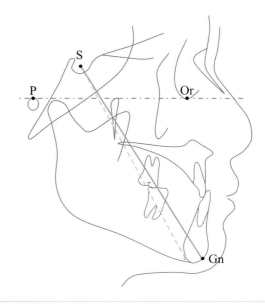

图 3-8-3　下颌逆时针旋转（偏短面型）时 Y 轴角小

九、下颌弓角

（一）意义

下颌弓角用于评价下颌骨的形态（生长发育趋势）（图3-9-1~图3-9-3）。

（二）参考值

$29° \pm 4°$。

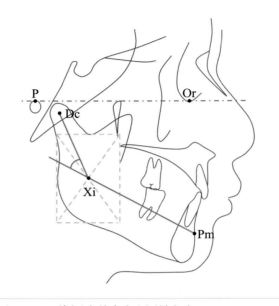

图3-9-1　下颌弓角的定点和测量方法

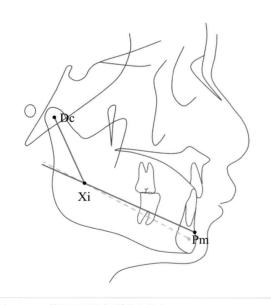

图3-9-2　偏短面型时下颌弓角大

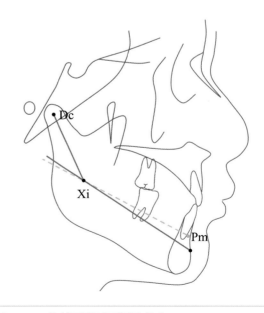

图3-9-3　偏长面型时下颌弓角小

十、ANS-Xi-Pm 角

（一）意义

ANS-Xi-Pm 角用于评价前下面高,反映垂直距离的增减（图 3-10-1~图 3-10-3)。

（二）参考值

47°±4°。

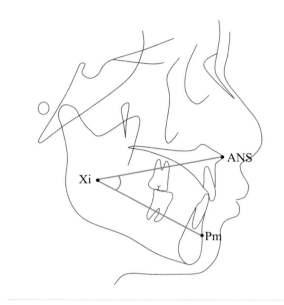

图 3-10-1　ANS-Xi-Pm 角的定点和测量方法

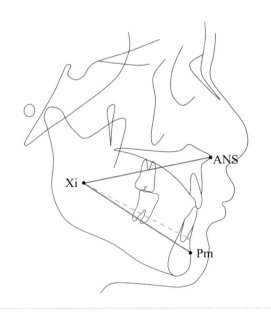

图 3-10-2　偏长面型时 ANS-Xi-Pm 角大

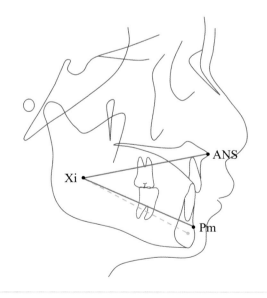

图 3-10-3　偏短面型时 ANS-Xi-Pm 角小

十一、下颌平面角

（一）意义

下颌平面角用于评价下颌平面的倾斜度（图 3-11-1~图 3-11-3）。

（二）参考值

男：29°±4°；女：28°±4°。

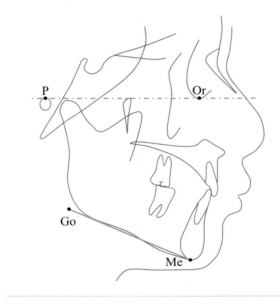

图 3-11-1　下颌平面角的定点和测量方法

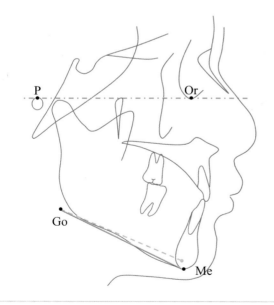

图 3-11-2　下颌顺时针旋转（偏长面型）时下颌平面角大

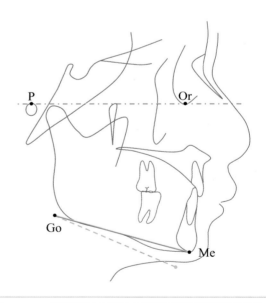

图 3-11-3　下颌逆时针旋转（偏短面型）时下颌平面角小

（王　军　熊　鑫）

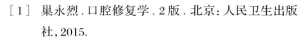

［1］巢永烈.口腔修复学.2版.北京:人民卫生出版社,2015.

［2］陈扬熙.口腔正畸学:基础、技术与临床.北京:人民卫生出版社,2012.

［3］刘洋.调殆.南京:江苏凤凰科学技术出版社,2018.

［4］刘洋.正中关系的可重复性考察及对其历史和发展的考量.国际口腔医学杂志,2019,46(1):1-4.

［5］刘洋,赵翰驰.前牙重度磨损伴关节弹响患者的咬合重建.国际口腔医学杂志,2017,44(1):11-18.

［6］刘洋,张亮.咬合功能分析.2版.南京:江苏凤凰科学技术出版社,2021.

［7］田乃学.临床X线头影测量学.北京:人民卫生出版社,2016.

［8］王美青.口腔解剖生理学.7版.北京:人民卫生出版社,2012.

［9］易新竹.殆学.3版.北京:人民卫生出版社,2012.

［10］赵翰驰,兰婷婷,向碧璐,等.髁突轨迹描记曲线系统分析.华西口腔医学杂志,2017,35(5):555-560.

［11］BABA K, YUGAMI K, AKISHIGE S, et al. Immediate effect of occlusal contact pattern in lateral jaw position on the EMG activity in jaw-elevator muscles in humans. International Journal of Prosthodontics, 2000, 13(6):500-505.

［12］BASSETTI N. The vertical dimension in prosthesis and orthognathodontics. Milan:Edra, 2016.

［13］BLANKSMA N G, VAN EIJDEN T M. Electromyographic heterogeneity in the human temporalis muscle. Journal of Dental Research, 1990, 69(10):1686-1690.

［14］CARLSSON G E, JOHANSSON A, LUNDQVIST S. Occlusal wear:a follow-up study of 18 subjects with extensively worn dentitions. Acta Odontologica Scandinavica, 1985, 43(2):83-90.

［15］CARR A B, BROWN D T, MCCRACKEN W L. McCracken's Removable Partial Prosthodontics. 13th ed. United States:Mosby, 2015.

［16］CELENZA F V. The centric position:replacement and character.J Prosthet Dent, 1973, 30(4):591-598.

［17］CELENZA F V. The theory and clinical management of centric positions:Ⅱ. Centric relation and centric relation occlusion. The International Journal of Periodontics & Restorative Dentistry, 1984, 4(6):62.

［18］DAWSON P E. New definition for relating occlusion to varying conditions of the temporomandibular joint. The Journal of Prosthetic Dentistry, 1995, 74(6):619-627.

［19］DAWSON P E. A classification system for occlusions that relates maximal intercuspation to the position and condition of the temporomandibular joints. The Journal of Prosthetic Dentistry, 1996, 75(1):60-66.

［20］DAWSON P E. Functional occlusion:from TMJ to smile design. United States:Mosby, 2006.

［21］DE WIJER A, STEENKS M, BOSMAN F, et al. Symptoms of the stomatognathic system in temporomandibular and cervical spine disorders. Journal of Oral Rehabilitation, 1996, 23(11):733-741.

［22］DIAZ-TAY J, JAYASINGHE N, LUCAS P, et

al. Association between surface electromyography of human jaw-closing muscle and quantified food breakdown. Archives of Oral Biology, 1991, 36 (12): 893-898.

[23] DONOVAN T E, CHEE W. A review of contemporary impression materials and techniques. Dental Clinics of North America, 2004, 48(2): vi-vii, 445-470.

[24] ERCAN I, OZDEMIR S T, ETOZ A, et al. Facial asymmetry in young healthy subjects evaluated by statistical shape analysis. Journal of Anatomy, 2008, 213(6): 663-669.

[25] ERCOLI C, GRASER G N, TALLENTS R H, et al. Face-bow record without a third point of reference: theoretical considerations and an alternative technique. The Journal of Prosthetic Dentistry, 1999, 82(2): 237-241.

[26] FERRO K J, MORGANO S, DRISCOLL C, et al. The glossary of prosthodontic terms. The Journal of Prosthetic Dentistry, 2017, 117(5S): c1-e105.

[27] GALLO L, GOSSI D, COLOMBO V, et al. Relationship between kinematic center and TMJ anatomy and function. Journal of Dental Research, 2008, 87(8): 726-730.

[28] GEORGE Z, JOHN H, STEVEN E, et al. Prosthodontic treatment for edentulous patients complete dentures and implant-supported prostheses. 13th ed. St. Louis, Mo.: Elsevier Mosby, 2013.

[29] HASHIMOTO K, ARAI Y, IWAI K, et al. A comparison of a new limited cone beam computed tomography machine for dental use with a multidetector row helical CT machine. Oral Surgery, Oral Medicine, Oral Pathology, Oral Radiology, and Endodontology, 2003, 95(3): 371-377.

[30] HEISER W, STAINER M, REICHEGGER H, et al. Axiographic findings in patients undergoing orthodontic treatment with and without premolar extractions. The European Journal of Orthodontics, 2004, 26(4): 427-433.

[31] IBAÑEZ J, IBAÑEZ F. Determination of the disocclusion angle in the incisal articulator plate. Soproden, 1989, 5(2): 131-135.

[32] JIAO K, WANG M Q, NIU L N, et al. Mandibular condylar cartilage response to moving 2 molars in rats. American Journal of Orthodontics and Dentofacial Orthopedics, 2010, 137(4): 460.e1-460.e8.

[33] KER A, CHAN R, FIELDS H W, et al. Esthetics and smile characteristics from the layperson's perspective: a computer-based survey study. The Journal of the American Dental Association, 2008, 139(10): 1318-1327.

[34] KOBS G, BERNHARDT O, KOCHER T, et al. Critical assessment of temporomandibular joint clicking in diagnosing anterior disc displacement. Stomatologija, 2005, 7(1): 28-30.

[35] KOMIYAMA O, ASANO T, SUZUKI H, et al. Mandibular condyle movement during mastication of foods. Journal of Oral Rehabilitation, 2003, 30(6): 592-600.

[36] KURITA H, KOJIMA Y, NAKATSUKA A, et al. Relationship between temporomandibular joint (TMJ)-related pain and morphological changes of the TMJ condyle in patients with temporomandibular disorders. Dento Maxillo Facial Radiology, 2004, 33 (5): 329-333.

[37] MAVELI T C, SUPRONO M S, KATTADIYIL M T, et al. In vitro comparison of the maxillary occlusal plane orientation obtained with five facebow systems. The Journal of prosthetic dentistry, 2015, 114(4): 566-573.

[38] MURRAY G M, PHANACHET I, UCHIDA S, et al. The role of the human lateral pterygoid muscle in the control of horizontal jaw movements. Journal of Orofacial Pain, 2001, 15(4): 279-292; discussion 92-305.

[39] NISHIGAWA K, SUZUKI Y, ISHIKAWA T, et al. Effect of occlusal contact stability on the jaw closing point during tapping movements. Journal of Prosthodontic Research, 2012, 56(2): 130-135.

[40] PRÖSCHEL P, MORNEBURG T. Investigation of a possible relationship between kinematic points and condylar attachments of the lateral ligaments. Journal

of Oral Rehabilitation, 2000, 27 (2): 166-174.

[41] SAKAGUCHI R L, POWERS J M. Craig's restorative dental materials. Elsevier Health Sciences, 2012.

[42] MEHTA S B, BANERJI S, MILLAR B J, et al. Current concepts on the management of tooth wear: part 1. Assessment, treatment planning and strategies for the prevention and the passive management of tooth wear. British Dental Journal, 2012, 212 (1): 17-27.

[43] SLAVICEK R. The masticatory organ: functions and dysfunctions. GAMMA Medizinisch-wissenschaftliche Fortbildung-AG, 2002.

[44] GREENE C S. Relationship between occlusion and temporomandibular disorders: Implications for the orthodontist. Am J Orthod Dentofacial Orthop, 2011, 139 (1): 11, 13, 15.

[45] TOKIWA H, NAKAZAWA F, OZAKI M, et al. Anatomical location of various condylar points for jaw movement analysis in Japanese women. Journal of Oral Rehabilitation, 2010, 37 (4): 235-241.

[46] TRUITT J, STRAUSS R A, BEST A. Centric relation: a survey study to determine whether a consensus exists between oral and maxillofacial surgeons and orthodontists. Journal of Oral and Maxillofacial Surgery, 2009, 67 (5): 1058-1061.

[47] WIDMER C, ENGLISH A, MORRIS-WIMAN J. Developmental and functional considerations of masseter muscle partitioning. Archives of Oral Biology, 2007, 52 (4): 305-308.

[48] WILLIAMSON E H, LUNDQUIST D O. Anterior guidance: its effect on electromyographic activity of the temporal and masseter muscles. Journal of Prosthetic Dentistry, 1983, 49 (6): 816-823.

[49] WISH-BARATZ S, RING G, HISS J, et al. The microscopic structure and function of the vascular retrodiscal pad of the human temporomandibular joint. Archives of Oral Biology, 1993, 38 (3): 265-268.

[50] YASHIRO K, FUKUDA T, TAKADA K. Masticatory jaw movement optimization after introduction of occlusal interference. Journal of Oral Rehabilitation, 2010, 37 (3): 163-170.

[51] ZHONGJIE L, TINGTING L, YANG L. Arguing over the definitions and its implication: reconsidering centric relation in dentistry. Annals of Dentistry and Oral Health, 2018, 1: 1005.

[52] ZHONGJIE L, YINGFENG X, KAI C, et al. Maintenance of the maxillomandibular position with digital workflow in oral rehabilitation: a technical note. The International Journal of Prosthodontics, 2018, 31 (3): 280-282.

[53] ZHONGJIE L, ZHENG Y, TINGTING L, et al. Worn is born: the role of the maxillo-mandibular relation in management of worn dentition. Medical Hypotheses, 2017, 104: 156-159.

图书在版编目（CIP）数据

咬合重建病例集：短面型病例 / 刘洋主编 . —北

京：人民卫生出版社，2022.11

ISBN 978-7-117-33794-6

Ⅰ.①咬…　Ⅱ.①刘…　Ⅲ.①口腔颌面部疾病 – 矫形

外科学 – 病案　Ⅳ.①R783.9

中国版本图书馆 CIP 数据核字（2022）第 199313 号

人卫智网	www.ipmph.com	医学教育、学术、考试、健康，
		购书智慧智能综合服务平台
人卫官网	www.pmph.com	人卫官方资讯发布平台

咬合重建病例集——短面型病例

Yaohechongjian Bingliji——Duanmianxing Bingli

主　　编：刘　洋
出版发行：人民卫生出版社（中继线 010-59780011）
地　　址：北京市朝阳区潘家园南里 19 号
邮　　编：100021
E - mail：pmph @ pmph.com
购书热线：010-59787592　010-59787584　010-65264830
印　　刷：北京华联印刷有限公司
经　　销：新华书店
开　　本：889×1194　1/16　　印张：11
字　　数：242 千字
版　　次：2022 年 11 月第 1 版
印　　次：2022 年 12 月第 1 次印刷
标准书号：ISBN 978-7-117-33794-6
定　　价：168.00 元

打击盗版举报电话：010-59787491　E-mail：WQ @ pmph.com
质量问题联系电话：010-59787234　E-mail：zhiliang @ pmph.com
数字融合服务电话：4001118166　E-mail：zengzhi @ pmph.com